U0294805

# 妈妈会急救，孩子更安全

## ——儿童家庭急救手册

马桂林 著

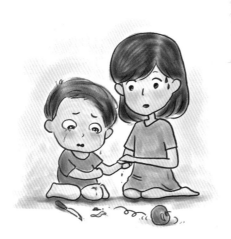

人民卫生出版社

**图书在版编目（CIP）数据**

妈妈会急救，孩子更安全：儿童家庭急救手册 / 马桂林著. — 北京：人民卫生出版社，2018

ISBN 978-7-117-27866-9

Ⅰ.①妈…　Ⅱ.①马…　Ⅲ.①儿童－急救－手册　Ⅳ.①R720.597-62

中国版本图书馆 CIP 数据核字（2018）第 293243 号

| 人卫智网 | www.ipmph.com | 医学教育、学术、考试、健康，购书智慧智能综合服务平台 |
| 人卫官网 | www.pmph.com | 人卫官方资讯发布平台 |

妈妈会急救，孩子更安全
——儿童家庭急救手册

著　　者：马桂林
出版发行：人民卫生出版社（中继线 010-59780011）
地　　址：北京市朝阳区潘家园南里 19 号
邮　　编：100021
E - mail：pmph @ pmph.com
购书热线：010-59787592　010-59787584　010-65264830
印　　刷：北京顶佳世纪印刷有限公司
经　　销：新华书店
开　　本：889×1194　1/32　印张：6.5
字　　数：130 千字
版　　次：2019 年 1 月第 1 版　2019 年 1 月第 1 版第 1 次印刷
标准书号：ISBN 978-7-117-27866-9
定　　价：39.80 元

打击盗版举报电话：010-59787491　E-mail：WQ @ pmph.com
（凡属印装质量问题请与本社市场营销中心联系退换）

# 送给妈妈们的急救技能秘籍

## 扫二维码免费看视频

打开秘籍第 1 步

扫描下方二维码下载"约健康"APP

第 2 步

注册登录"约健康"

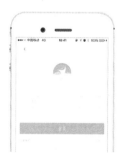

第 3 步

点击扫一扫

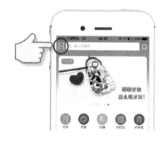

第 4 步

扫描文中二维码打开秘籍免费看视频

# 序

孩子是祖国的未来，保证孩子的健康成长是全社会的责任。每年都会有儿童因意外伤害而导致伤残甚至死亡，交通事故、溺水、烧烫伤、中毒……一例例触目惊心的事件背后带给我们的是深刻的反思，识别危险、能在危险发生后做出正确的急救是一件多么重要的事情！

作为一名长期从事急救工作的医生，我曾目睹了无数意外的发生，曾为成功挽救濒危生命而欣慰，也曾为一个个鲜活生命的逝去而伤感。在这些逝去的生命中，不乏因为猝不及防的意外与人们的无知所造成的遗憾。在我们沉浸于恬适生活的时候，往往会忽略在平静的表面泛起的阵阵涟漪。意外伤害正是在不经意间吞噬了无辜的生命，令人扼腕叹息，也给我们的亲人和朋友带来终生的痛苦。健康中国，科普先行。提高全民急救自救能力是我们义不容辞的责任。

很高兴看到有越来越多的专业人士投身到科普事业中，为大众提供安全的医学知识，惠及更多的人。《妈妈会急救，孩子更安全——儿童家庭急救手册》一书以场景呈现的方式，向读者描述了隐藏在家中的危险，增加家长们的安全意识。此外书中还介绍了一旦出现伤害第一时间如何正确地进行施救，为救治争取时间。希望家长们通过阅读该书能够给孩子更多的呵护与爱，希望所有孩子健康快乐地成长！

中华医学会科学普及分会主任委员

王立祥

2018 年 12 月

**献给读这本书的爸爸妈妈：**

亲爱的读者您好！感谢您选择了这本书。相信您一定希望学习一些自救互救的知识，为宝宝的成长保驾护航。

孩子是父母的杰作，是家庭的希望，是祖国未来的建设者和承载者。他们的健康成长是每位家长最关心的，也是最重要的。这本书是献给 2 ~ 6 岁幼儿家长的家庭急救手册。

希望通过本书告诉家长孩子生活的环境中有哪些潜在的危险，应该怎样避免，一旦受到伤害应该怎样及时有效地处理，确保从家到医院的这段时间给予孩子正确的处理方法，不会因为错误的处理方法增加二次伤害，尽最大努力避免悲剧的发生。

希望在读了这本书后，急救技能成为我们的第二本能。当您用所学知识和技能挽救了一个生命，就是挽救了一个家庭。

对孩子们我们要说，**世界在你眼前，我们在你身后。**

马桂林

2018 年 12 月

# 目录

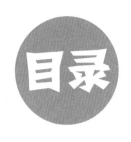

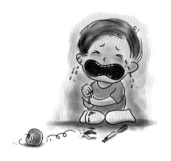

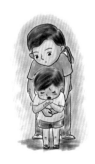

## 客厅里的危险

## 卧室里的危险

## 厕所中的危险

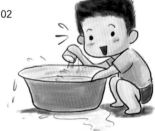

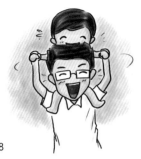

## 致命的游戏

## 藏在衣服、鞋子中的危险

## 化学物质中毒

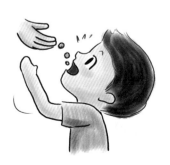

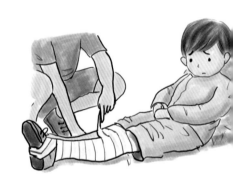

# 急救速查

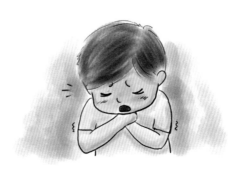

# 了解孩子的特点

2～6 岁的孩子正是长身体、认识世界的阶段，
此阶段也是发生意外伤害最多的时期。
意外伤害除了可能会导致孩子身体的残疾，
还可能影响孩子身体和心理的成长，
同时也会给家庭留下阴影。
家长要想避免孩子受到伤害，
首先要了解他（她）们的特点。

## 身体特点

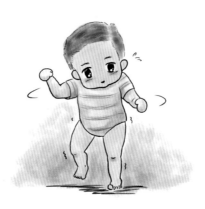

2～6岁的儿童，身高一般在70～120cm。越小的孩子越会头重脚轻，动作不协调，容易摔倒，自己爬起来比较困难。

## 心智特点

心智发育还不成熟。三岁之前，孩子在心理上更依赖父母；三岁以后，他们能区分自己与环境的不同，产生了独立行动的愿望。当他感到自己受到限制的时候，就会出现反抗倾向。同时，当受到伤害后，对身体的不适和感受不会描述或者描述不准确，这给现场救助造成困难。

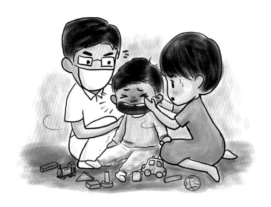

## 行为能力特点

　　天性好动，具有旺盛的精力及冒险性。好奇心强，特别爱爬高，或者垫脚够高处的物品。在活动过程中往往不知道周围环境的危险性，行动常常是突发的，让看管的监护人措手不及，难免发生伤害。

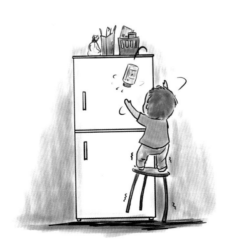

事件回顾

　　曾经有一个5岁的男孩，幼儿园放学时突然发现妈妈站在马路对面，猛然挣脱了爷爷的手朝着妈妈跑过去。这时恰巧过来一辆汽车，大家来不及反应，眼看着孩子倒在血泊之中，一个小小的生命就此终结。一个美满的家庭顷刻倒塌，让这个家庭中两代人的懊悔永远无法挥去。

## 没有自救、互救的能力

　　遭遇意外伤害时，他们不具备自救互救的能力，需要依靠成年人来帮助解除危险。

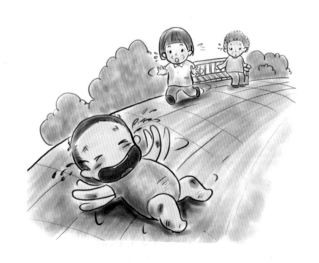

# 教孩子如何拨打急救电话

意外发生，需要医生尽快介入，
学会拨打急救电话尤为重要。
当孩子能够连贯说话并可以表达自己想法的时
候，妈妈就应该教会其记住急救电话号码，
学会拨打急救电话，在关键时刻解救危急。

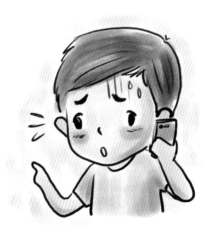

**事件回顾**

此事发生在美国，一天晚上父母要去参加聚会，把2岁的孩子放在浴缸里玩耍，浴缸里的水仅仅15厘米深，孩子坐在浴缸中，水刚刚没过孩子的臀部，妈妈嘱咐8岁的哥哥照看。哥哥答应之后，就去院子里溜旱冰了，过了一会儿，哥哥想起弟弟还在浴缸中，马上跑过去，发现2岁的弟弟在浴缸中溺水，他立即将弟弟拖出浴缸，肚子卡在浴缸边，头低胸高，拿起电话，放在免提状态边打急救电话边按接线员说的方法实施急救，8分钟后，急救人员赶到，弟弟成功获救。

这次成功解救弟弟，源于父母平时的教育，一旦家人出现危险一定要拨打急救电话，寻求帮助。

中国大陆急救电话号码统一为120，北京地区还有999。中国台湾地区急救电话为119、中国香港地区和澳门地区的急救电话均为999。

拨通之后，要冷静地回答急救中心接线员的问题。把意外发生的**时间**、**地点**、**人物**说清楚。在家人出现意外伤害时，最好要跟接线员说清楚他（她）以往患过什么病。说明意外发生的地点时，最好能说清楚附近有什么明显的建筑物，帮助急救车尽快找到。

【注意】对方让你挂断电话时再挂断，保持电话通畅，确保急救车能找到。

手机在没有话费的情况下，照样可以拨打急救电话。

**家长朋友们现在就开始教孩子练习拨打急救电话吧！**

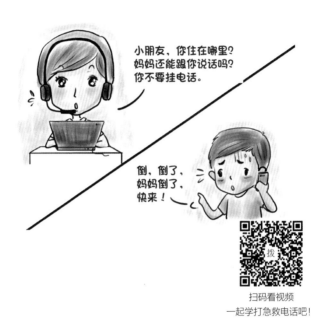

扫码看视频
一起学打急救电话吧！

马奶奶叮嘱

急救电话要记清，拨打别忘报姓名。

火灾要打119，遇到歹徒110。

999、120，伤病快打救性命。

人数状况和病情，接车地点要说清。

急救电话：120　　匪警电话：110

火警电话：119　　交通事故电话：122

## 妈妈跟孩子一起做吧！

1. 打报警电话的三个必备条件是什么？

2. 打急救电话时要注意什么？

3. 你会打报警电话吗？和妈妈一起试一试吧！

   （1）路上出现了交通事故需要报警

   （2）家中有病人需要报警

   （3）小区里有人家着火了需要报警

   （4）发现小偷偷东西需要报警

答案：

1. （1）什么时间发生的意外。

   （2）在什么地方发生的意外，具体地点，附近有什么标志性建筑。

   （3）发生意外的人，性别、年龄、既往有什么疾病、目前的状况。

2. 一定要记住对方允许你挂断电话时再挂断，保证能找到你。

3. （1）122　（2）120　（3）119　（4）110

# 厨房里的危险

一起来找一找厨房里有哪些安全隐患吧!

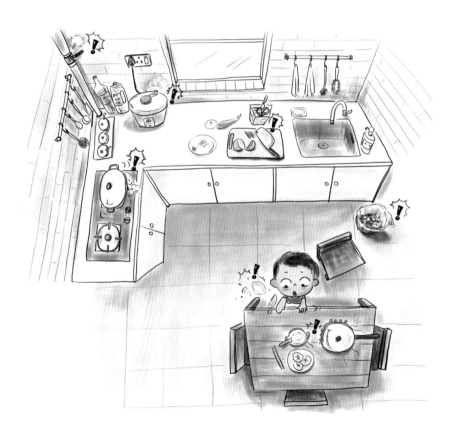

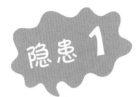

# 隐患 1 敞口的垃圾袋

## 事件回顾

1. 有个家政服务员看管一个 2 岁的男孩，孩子活泼好动，她的视线一刻也不敢离开孩子，就怕出事。这天，主人家要求晚上回来吃饺子，她就把孩子放在厨房里玩，专心剁馅。原本孩子还咿呀地跟她说话，可是过了好一会儿，孩子不说话了。等她转过身来一看，孩子头上罩了一个垃圾袋，躺在地上没了知觉，急救车来后，孩子还是因缺氧窒息死亡。

2. 奶奶看到 1 岁的孙子睡着了，就出门买菜。回来后发现原本放在床边的塑料袋罩在孙子的头上，导致孩子窒息死亡。

## 为什么会出现这样的惨剧？

孩子天生好动，好奇心强，看到新鲜事物，渴望去探索。看到垃圾袋觉得好玩儿就套在头上，垃圾袋会随着孩子的呼吸，紧贴在孩子的口、鼻上很难拿下，造成严重缺氧，导致死亡。

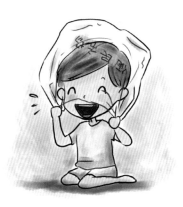

 **遭遇这种意外妈妈第一时间怎么办?**

1. **解除窒息** 尽快取下垃圾袋，排除窒息的可能性。
2. 出现心脏骤停，立即做心肺复苏。
3. 同时拨打急救电话，请医生尽快介入。

【心肺复苏流程】

1. 判断意识，拍孩子的双肩，在两耳边大声呼唤"怎么啦"，不要晃动孩子。如果没有反应，立即开始第二步。

2. 如果现场有其他人，可立即请在场人员拨打急救电话。若现场无其他人，请首先拨打急救电话，然后开始施救。

3. 观察呼吸：利用 5～7 秒钟，大声朗读 1001、1002、1003……1007（4 个字正好 1 秒钟）。观察孩子胸部、腹部有无起伏。如果出现喘息样呼吸或 7 秒钟尚未有第二口呼吸都视为无呼吸，立即进行胸外心脏按压加人工呼吸（即心肺复苏术）。

4. 急救员一只手的中指对准孩子乳头，掌根放在孩子胸骨中央胸骨下 1/2 段。垂直向地面按压。深度 5 厘米，速率 100 次 / 分，但不超过 120 次 / 分。如此按压 30 下，进入下一步。

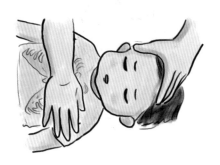

5. 打开气道，进行人工呼吸。一只手按下前额，使孩子的头部后仰，另一只手轻轻托起孩子的下巴颏，使鼻孔朝天（注意头不要后仰过度，以免造成呼吸道堵塞）。然后捏住其鼻翼，包严嘴进行吹气，吹气时间超过 1 秒钟。救护员心里默念 1、2、3、4、5、6，即为 1 秒半钟。吹两口气后，继续胸外按压 30 下，反复按压、吹气。直至恢复自主呼吸和心跳，或者有学过急救的人来接替，直至医生到达。

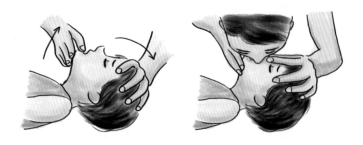

**未经过训练的施救者，可仅做胸外心脏按压。**

【注意】实施心肺复苏期间不能中断，如果中断 5 秒钟就会前功尽弃。

**胸外心脏按压：人工呼吸 =30：2**

6. 如果家中有便携式的自动体外除颤器（AED），完全听从 AED 语音提示操作，及时使用可增加复苏的成功率。

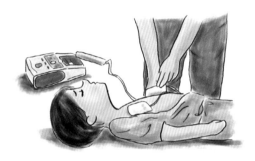

7. 当心肺复苏成功后等待医务人员到达之前，只要判断无脊柱、胸部、髋部或骨盆损伤的患者，可以摆放为稳定侧卧位（恢复体位）。

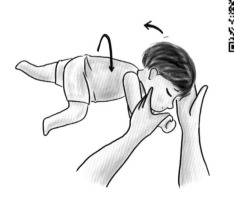

扫码看视频
心肺复苏术

**此时妈妈不应该做什么？**

1. 惊慌失措，瘫软在地，慌乱之中忘记拨打急救电话。

2. 尚未判断清楚心脏骤停盲目进行心肺复苏。

3. 对于高度怀疑脊柱损伤的孩子进行随意翻动，利用压额提颏的方法打开气道。

【注意】高度怀疑脊柱损伤的伤者禁止随意翻动，其心肺复苏，只需要进行胸外心脏按压。

**怎样预防损伤**

1. 不要让孩子单独接触塑料袋。

2. 家长看管孩子时，视线最好不要离开孩子，距离孩子要在一臂以内，以便在出现意外时能立即解除危险。

**马奶奶叮嘱**

垃圾袋、真可怕，孩子套头拿不下。

窒息而亡难发现，家长一定注意啦。

进厨房，看好他，不让孩子看见它。

垃圾桶，加锁盖，避开危险放心啦。

心脏骤停快按压，30比2别忘啦。

快快呼叫120，专业抢救希望大。

预防为主做到家，屏蔽危险牢记啦。

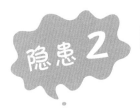

# 隐患 2 明火、开水和热粥

火是热源，煮沸的汤也是热源，都可能造成孩子的烧烫伤。孩子的皮肤比较娇嫩，承受不了热损伤。接触热后，皮肤的完整性会在几秒钟到几分钟内被破坏。根据烧伤、烫伤的严重程度分为：

Ⅰ度烧烫伤：皮肤发红、肿胀，疼痛难忍；

Ⅱ烧烫伤：皮肤起疱；

Ⅲ度烧烫伤：皮肤被烧焦，此时无疼痛、无水疱、无感觉。

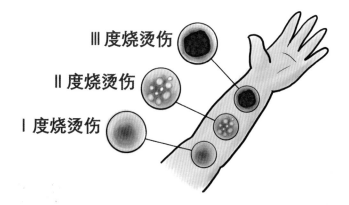

事件回顾

曾经有个女孩3岁时爬到农村的灶台上，不小心掉进煮稀饭的热锅里，肚脐以上颈部以下都被烫伤了。妈妈听到孩子的惨叫声，赶快跑来以最快的速度脱掉孩子的衣服，哪知衣服已经和孩子的皮肉粘在一起，从肚脐到颈部连皮带肉被撕了下来，血肉模糊。虽然经过抢救孩子活了下来，但胸部大面积的瘢痕，让这个女孩羞于见人。现在女孩已经是成年人了，但无论天气多么炎热都要穿着高领的衣服，怕被别人发现。身体伤痛之后的心理伤痛，伴随着她的一生。

 **遭遇这种意外妈妈第一时间怎么办?**

现场处理的原则：降温、止疼、防感染，保护水疱去医院。

【降温、止痛】用自来水持续冲洗冷却烧烫伤处，达到降温止疼的作用，直至不起疱和缓解疼痛。

【防感染】用洁净的塑料袋罩在伤口外面，保护伤口，到医院进行处理。

扫码看视频
烧烫伤的急救

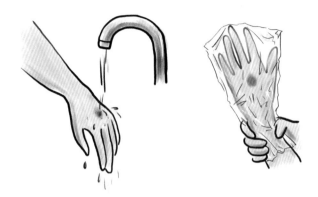

**持续冲洗：降温止痛防感染，保护水泡送医院**

 **此时妈妈不应该做什么？**

1. 不冷静，慌乱之中脱掉已经粘在孩子皮肤上的衣服，这样很容易造成更严重的损伤。应该用大量冷水冲洗，待衣服上的温度降下来后，再试试能不能轻轻地把衣服脱下来。如果不能，最好请医生处理。

2. 在烫伤的部位涂抹牙膏，当时会感到被烫处凉爽，好像疼痛减轻了，其实，牙膏涂抹在烧烫伤处会无法散热，热量持续对皮肤造成热烧伤。很快原本 I 度的烧烫伤就会变成 II 度，待牙膏变干了，就会把刚起的水疱撕开，医生很难处理。

3. 在烫伤的部位涂抹酱油、大酱等可对伤口造成感染，尤其不可在伤口处涂抹碱面，以免造成化学烧伤。

4. 用冰块或冰水冷却烧伤处，这样做会导致组织缺血。小面积烧伤长时间的冷暴露或大面积烧伤短暂冷暴露，都可能会导致更大范围的组织损伤及低体温。

5. 挑破水疱会导致疼痛加剧，增加感染的机会，延缓愈合。

## 怎样预防损伤

1. 监管好孩子，教育孩子开水、热粥、火等是非常危险的，不要接触。

2. 避免孩子接触火、开水等热源，减少孩子受到损伤的机会。

 马奶奶叮嘱

事故发生别急躁，冷静处理伤害小。

持续冲洗最重要，降温止疼效果好。

冲到不红不起疱，解除痛苦方法妙。

老旧方法不可取，增加伤害要取消。

酱油大酱和牙膏，二次伤害别小瞧。

冰水降温更可怕，深部热量散不了。

千万不要戳破疱，皮肤完整无法保。

塑料袋、轻轻罩，快去医院把医找。

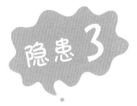

# 隐患 3 刀、剪刀、破碎的盘子等尖锐物品

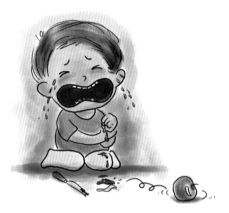

厨房内有刀子、剪子或者打碎的盘子这样的利器，孩子接触后很容易造成损伤，出血在所难免。

出血本身对人体的损伤很大，大出血是可以直接造成孩子休克死亡的原因。孩子的全身血量有限，按占体重7%~8%来算，20公斤的孩子，全身血量即1400~1600ml。跟成年人相比，同样出血200ml，成年人没问题，孩子可能会休克甚至死亡。所以，学会止血的方法非常重要。

 遭遇这种意外妈妈第一时间怎么办？

## 迅速止血

1. 直接压迫止血。止血的方法就是立即用敷料或者干净的毛巾直接压住伤口。如果一块敷料或者毛巾压不住，可再加一块用力压，直至不出血。

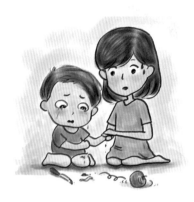

2. 间接压迫止血。对于异物扎入身体的情况，可以将纱布卷或者毛巾卷成卷儿围在异物周围固定，然后再用绷带缠绕进行固定。注意，不要直接压迫异物。

如果情况紧急要尽快拨打急救电话，等候急救车时请安慰孩子，帮助其放松心情。

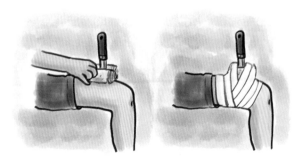

**此时妈妈不应该做什么？**

1. 盲目拔出异物，造成大出血，难以止血。

2. 随意搬动受伤部位，导致肌肉抽动异物多次损伤周边组织。

3. 用止血带来控制出血，此举弊大于利。

 马奶奶叮嘱

异物插入不要拔，两个布卷挤住它。

再用绷带来缠绕，间接止血好方法。

## 包扎

擦伤一般不需要包扎，局部用碘伏擦拭来消毒，晾干即可。稍微严重的擦伤可以在碘伏消毒后，贴上创可贴。需要缝合的伤口，应立即包扎止血，不要冲洗伤口，更不能在伤口上撒任何药物，以免增加处理难度。

【碘伏皮肤局部消毒方法】

1. 无污染的伤口：皮肤消毒擦拭的方向是由内向外环形擦拭。

2. 感染伤口：皮肤消毒擦拭的方向是由外向内环形擦拭。

家中可常备消毒好的纱布，去药店都可以买到。为了保证无菌效果，操作者禁止触摸贴在伤口面的敷料。

包扎可以达到止血和保护伤口的目的。

1. 敷料盖住伤口，用绷带或三角巾包扎固定。

2. 如果身边没有医用的绷带或三角巾，可以就地取材，利用身边干净的**毛巾**当成敷料盖在伤口上，用**丝巾**或**布条**进行包扎。

【绷带包扎的具体要求】

绷带卷要由远心端至近心端、由身体里侧至外侧缠绕。绷带卷在肢体上滚动（力度均匀一致）。包扎完毕后，将多余的绷带卷固定在肢体的外侧（下肢小脚趾侧、上肢大拇指侧）。

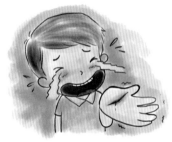

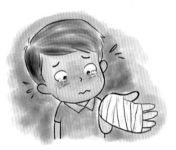

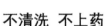
**不清洗 不上药**　　　　　**包扎好 送医院**

3. 包扎完毕后，要检查包扎的松紧度，太松止不住血，太紧造成远端血液循环障碍，导致缺血影响修复。

【如何检验包扎力度是否合适】

以包扎部位无活动性出血，末梢血液循环良好为准。

具体方法：按住被包扎的部位暴露出来的任何一个指甲盖，数2秒钟，即1001、1002（4个字正好1秒钟），然后放开，观察2秒钟，看血液回流速度快不快，如果快说明血液循环良好，如果慢，说明血液循环不好，包扎过紧，应立即调整包扎的松紧度，以免肢体远端缺血而导致坏死。或者询问孩子伤及的手指或者脚趾凉不凉、麻不麻、血管跳不跳来判断血液循环是否良好。如出现凉、麻、跳，则说明包扎过紧。

## 教妈妈们几种包扎的方法

- **绷带环形包扎**：用于粗细相等部位的包扎

扫码看视频
包扎

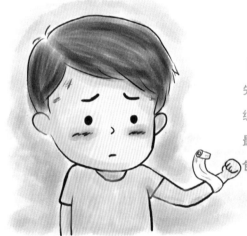

【环形包扎口诀】

先把敷料盖上面，

绷带缠绕同心圆，

最后打结在外边，

包扎完毕查循环。

- **绷带螺旋包扎**：用在粗细不等的部位

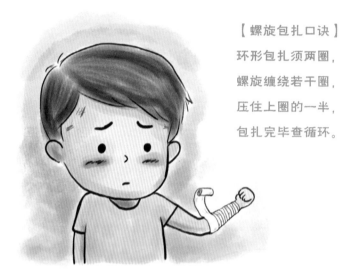

【螺旋包扎口诀】

环形包扎须两圈，

螺旋缠绕若干圈，

压住上圈的一半，

包扎完毕查循环。

- **绷带 8 字包扎**：用在肢体的大关节上

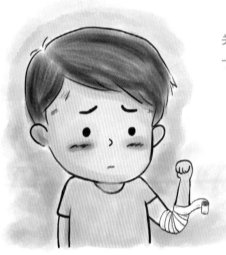

【8 字包扎口诀】

关节之处绕两圈，

下一圈、上一圈，

逐渐分两边，

交叉在拐弯，

固定在外边。

包扎完毕后，

不忘查循环。

- **绷带回返式包扎：**用在断端

【回返式包扎口诀】

环形两圈，回返若干。

螺旋固定，结放外边。

包扎完毕后，不用查循环。

 **此时妈妈不应该做什么？**

1. 冲洗伤口。无论用什么液体冲洗伤口，伤口周围都会肿胀，医生缝合时，缝线会豁开，无法缝合。

2. 在伤口上放止血药物或代用品。这样做不仅会增加医生处理伤口的难度，而且在清理创面时还会增大伤口的损伤程度。

## 断肢的处理

发生在厨房内的损伤一般比较严重，手指离断伤处理不好可能会导致残疾，正确处理会增加断肢再植的机会，争取更多的成功率。

> **事件回顾**
>
> 一名4岁女孩模仿家长切菜，不慎切掉1根手指。妈妈把断指放在酒精中浸泡，导致断肢无法再植。

**遭遇这种意外妈妈第一时间怎么办?**

1. 立即将断端进行回返式包扎止血，防止出血过多导致休克。

2. 正确处理离断部分，将离断部分放置于塑料袋中，扎紧塑料袋口，在塑料袋外面包上棉织品（毛巾等）进行保温，然后在棉织品外再套上塑料袋，扎紧塑料袋口，再在外面套上大些的塑料袋，两个塑料袋中间加冰块，没有冰块可以加冰水，没有冰水可以加凉水，总之使离断部分保持在低温（2~3℃）、干燥的环境中。尽快送往医院争取时间断肢再植。

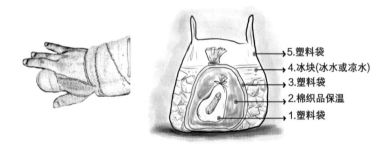

5. 塑料袋
4. 冰块(冰水或凉水)
3. 塑料袋
2. 棉织品保温
1. 塑料袋

包扎好断端，按照正确方式保护好离断部分，送医院进行断肢再植。

 **此时妈妈不应该做什么?**

1. 将断肢浸泡在任何一种液体中，造成创面水肿，导致不能再植。

2. 用布包住离断部分，棉纤维直接嵌入在伤口断端，造成二次损伤，处理比较困难。

## 怎样预防损伤 ？

1. 教育孩子不要摆弄厨房内的刀子、剪子，防止受伤。

2. 刀子、剪子等锋利的物品，放到孩子看不见、摸不着的地方，杜绝受伤。

### 把剪刀裁纸刀放在高处

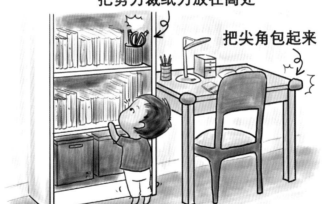

把尖角包起来

3. 家中要预备一个急救箱，以备急需。急救箱里装上各种急救物品，比如三角巾、绷带、碘伏、冰袋、药物。如果家中没有急救箱，可以就地取材用干净的毛巾、丝巾等作为的包扎用品。

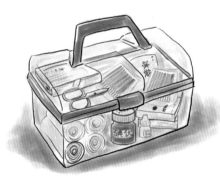

扫码看视频
家中常备急救药品

马奶奶叮嘱

厨房用品刀和剪，孩子碰触最危险。

意外发生在瞬间，皮破出血难避免。

止血包扎虽不难，疼痛难忍在心间。

教育孩子别碰它，收好刀剪保安全。

 **隐患4 香香甜甜的清洁剂**

　　厨房用的清洁剂里面添加了香料，不少香料是水果香，闻起来香甜香甜的，孩子非常好奇想去尝一尝。一旦误食这些清洁剂，会造成不良后果。

　　需要警惕的是清洁剂里可能含酸或碱成分，一旦进入孩子的眼睛，就会对角膜造成腐蚀，严重的可致失明。

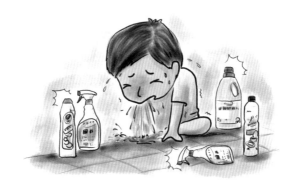

 **遭遇这种意外妈妈第一时间怎么办？**

1. 如果孩子误食了清洁剂，应马上去医院进行处理。

2. 发现孩子眼睛里沾上了清洁剂，应该扒开眼睑，用有一定压力的流水（如自来水）冲洗，直至医生接诊。

【注意】如果仅有一只眼睛沾上了清洁剂，冲洗时把沾染了清洁剂的眼睛放在下方，反之会导致未沾染的眼睛受伤。

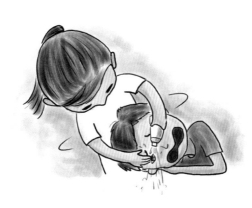

**此时妈妈不应该做什么？**

1. 催吐。在误食清洁剂时进行催吐，很可能造成孩子窒息。

2. 在误食清洁剂时试图通过喝水稀释溶液的浓度。

3. 呵斥孩子，孩子因恐惧哭泣抽搐时，也会导致窒息。

**怎样预防孩子被清洁剂损伤**

1. 把清洁剂放在孩子拿不到的地方，一般来说，家里的清洁剂是放在灶台上或者水池边上的。厨房灶台标准高度 80cm，而 2～5 岁儿童的身高可达 80～110cm，可以比较容易地拿取灶台上的物品。建议把清洁剂放在较高的地方或者隐蔽起来，以免导致严重后果。

2. 对于年龄较大的孩子，家长应教育孩子如何正确的使用清洁剂。家长在用清洁剂清洗物品时，应避开孩子，确保孩子不会造成误食或者溅到眼里。

马奶奶叮嘱

清洁剂、好香甜，孩子好奇舔一舔。

中毒烧伤很难免，高高放置保平安。

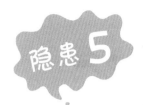

# 火灾

火是做饭必备的能源，一旦使用不当，会引发火灾，导致家庭财产的损失和人员的伤亡。

> **事件回顾**
>
> 一位妈妈在厨房炒菜，由于油温过高、油量过多，倒入菜时油溅了出来导致炒锅起火，慌乱之中妈妈拿起了手边的一碗水倒了进去，原本是想将火熄灭，谁知造成火势更大，险些被烧伤。

 **遭遇这种意外妈妈第一时间怎么办?**

1. 关闭煤气开关，进行灭火。一关、二盖、三通风，解除险情要冷静!

2. 具体放法：先关闭燃气开关，然后从侧面滑盖锅盖完全覆盖住锅口或把大量的蔬菜、大米放进锅里，起到隔绝空气的目的。最后把窗户打开，通风散烟，如果有抽油烟机的话，应同时打开，尽快通风。

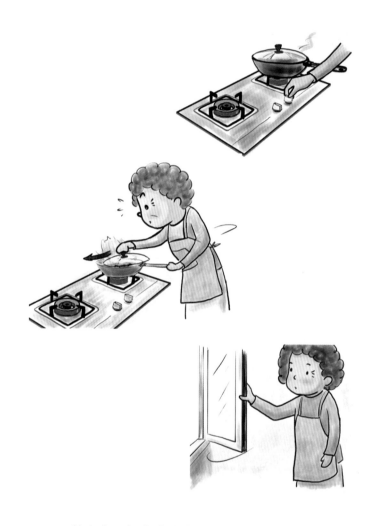

3. 若家中已经发生火灾应帮助孩子尽快逃生。用叠成八层拧干的湿毛巾捂住口鼻，弯腰降低身体高度迅速逃生。如果没有拧干的湿毛巾，可以用任何一种衣服捂住口鼻赶快逃生。

4. 如果发生烧烫伤，详见【厨房里的危险·隐患2】烧烫伤的处理。

 **此时妈妈不应该做什么？**

1. 惊慌失措，往往会导致更严重的损伤。

2. 往着火的油锅内撒面粉，最终导致闪燃。

3. 泼水灭火。水的沸点是 100℃，油锅一旦起火温度可达到 400℃以上，水在接触油的瞬间会剧烈的汽化，油锅中的油会被汽化后的水贱射出来，油就会燃烧的更充分。

**怎样预防损伤？**

1. 家长自身掌握用火常识及急救自救的知识。

2. 教育孩子不要玩火、点天燃气。

马奶奶叮嘱

火源亦祸源，生死双刃剑。

用火须安全，妈妈记心间。

扫码看视频
火灾如何逃生

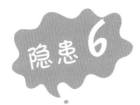

# 隐患 6 天然气泄漏

天然气泄漏是非常危险的，遇到明火后，会瞬间爆炸。高温及爆炸造成的冲击波，会造成灼伤和爆震伤。

爆震伤的临床表现是外轻内重。表面看不到损伤，但多脏器损伤常常被忽略。伤后 6 小时或 1～2 天内发展到高峰，伤情迅速恶化，一旦机体代偿功能失调，伤情急转直下难以救治。

 **遭遇这种意外妈妈第一时间怎么办？**

1. 遭遇燃气泄漏应立即切断气源，按照先关闭灶前阀门再关闭表前总阀门的顺序操作。

2. 发生燃气泄漏时，杜绝一切明火和可能产生微小火花的机会（如使用打火机、划火柴，开关灯，打手机等），否则会导致火灾或者爆炸。

3. 开窗、开门通风，室内人员尽快离开。

4. 到室外拨打 119 报警。

**怎样预防损伤**

1. 安装燃气泄漏报警器，及时检查燃气管道是否密闭完好，发现漏气要立即更换软管或者找燃气公司的专业人员检修。

2. 每次做完晚饭应随时关闭燃气总阀门。

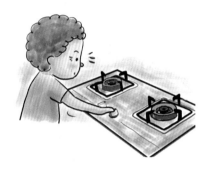

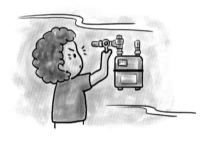

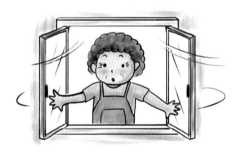

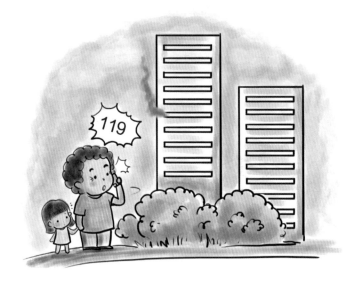

马奶奶叮嘱

厨房里面危险多，不去碰来不去摸。

滑倒出血和骨折，意外伤害痛苦多。

油锅着火别浇水，盖盖开窗快关火。

安全用火须牢记，健康成长乐呵呵。

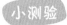 厨房里的危险

妈妈跟孩子一起做吧！

连线题：

1. 不能自己去点燃。　　　　刀具

2. 不能去触摸。　　　　　　垃圾袋

3. 不能去玩耍。　　　　　　电饭煲、微波炉、电热

4. 不能套在头上。　　　　　水壶

5. 会造成中毒或引发火灾　　热锅、热牛奶、热粥
　　和爆炸。　　　　　　　火

6. 不要用湿手去触摸这些　　燃气泄漏
　　电插头。

答案：

1. （　火　）不能自己去点燃。

2. （　热锅、热牛奶、热粥　）不能去触摸。

3. （　刀具　）不能去玩耍。

4. （　垃圾袋　）不能套在头上。

5. （燃气泄漏）会造成中毒或引发火灾和爆炸。

6. （电饭煲、微波炉、电热水壶）不要用湿手去触摸这些电插头。

# 餐厅中的危险

找找看这个餐厅中有些什么安全隐患？

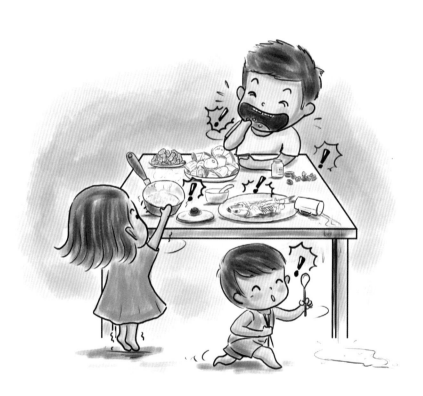

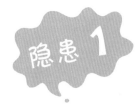

隐患 **1** 吃饭烫伤

　　在餐厅中经常会发生孩子烫伤的事件，特别要提醒妈妈们，应该规避一些容易导致孩子烫伤的隐患，如热的食物：热汤、热牛奶、热粥、热包子、热馒头、热油条、热年糕、热馄饨、热饺子等，还有热水机、电热水壶、电饭锅等，只有这样才能保证孩子不受伤害。

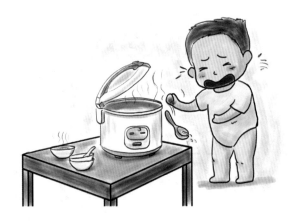

**事件回顾**

　　1. 早上是爸爸妈妈最紧张的时候，往往在不经意间导致孩子受伤。4岁的小旭最爱喝牛奶，一天还没等牛奶晾凉就喝，结果嘴被烫起了大疱，嘴唇肿的很大没办法吃饭，疼痛让孩子没法睡觉。

2. 早上妈妈匆匆忙忙地给3岁的儿子穿好衣服，放在餐椅上，转身去拿鸡蛋和凉菜。儿子看到冒着热气的粥，上手就去拿，结果因为碗太烫，孩子躲闪的时候把碗碰翻，滚烫的粥扣在孩子的右手上，顿时起了水疱，孩子疼的大声哭泣，妈妈立即把孩子送到医院进行处理。

 **遭遇这种意外妈妈第一时间怎么办?**

1. 立即用凉水冲洗被烫的部位，达到局部降温的目的。

2. 送医院诊治，详见【厨房里的危险·隐患2】烧烫伤的处理。

 **此时妈妈不应该做什么?**

1. 把水疱弄破，这样做会增加感染的发生率。

2. 要用民间流传的方法在烫伤的部位抹药。

**怎样预防此类事件发生**

1. 教育孩子烫的东西不要摸，避免烫伤。

2. 家长们要提高安全意识，把热的食品放在孩子拿不到的地方，避免孩子抓到后造成热损伤。

3. 开饮水机的时候，要注意分辨冷热开关。有饮水机的家庭，最好安装饮水机防烫开关，避免孩子好奇随便开开关造成烫伤。

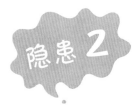

# 隐患 2 干燥剂引起的失明

袋装食品保鲜是非常重要的，干燥剂就是不可缺少的东西。它本身可以吸水起到防止食品因潮湿变质、腐败的作用，在不少方便食品中均可看到。

常用的干燥剂是生石灰、硅胶和蒙脱石干燥剂。硅胶和蒙脱石干燥剂比较贵，成本较高，多用于工业、医学及军工。生石灰可以吸收空气中的水分，便宜、有效，所以不少厂家使用这种成本低、效果好的生石灰作为食品干燥剂。

食品干燥剂的化学成分为碱性，对角膜的破坏性很强，可使组织细胞脱水、皂化，造成深部组织的烧伤。如果不幸进入孩子的眼睛，不仅可以造成角膜白斑，严重者还会导致失明。

事件回顾

一名4岁男孩跟爷爷住在一起，一天孩子吵着闹着要吃饼干，爷爷撕开食品包装袋后，里面有一袋干燥剂，以为是吃的，就给孩子玩。哪知孩子在撕开干燥剂小纸袋的时候，里面的干燥剂飞了出来，正好溅到孩子的眼睛里。孩子当时就感到疼痛难忍，大声哭了起来，越哭越疼，眼睛即刻红肿。爷爷赶快把孙子送往医院，结果导致孩子左眼角膜严重烧伤，近乎失明。

 **遭遇这种意外妈妈第一时间怎么办？**

1. 生石灰遇水放出大量的热，加重角膜烧伤，尽量让孩子不要哭。

2. 立即用棉签将干燥剂的颗粒挑出来。

3. 翻开眼睑，用大量自来水冲洗眼睛，持续冲洗至少 20 分钟，直到医生赶到。

【注意】如果仅有一只眼睛沾上了生石灰干燥剂，冲洗时把沾染了生石灰的眼睛放在下方，反之会导致未沾染的眼睛受伤。

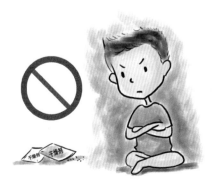

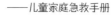

##  此时妈妈不应该做什么？

1. 没有用棉签将干燥剂清除并进行清洗，就仓促送往医院，造成眼角膜被持续烧伤甚至穿孔。

2. 对于已经造成眼角膜穿透伤的，若颠簸送往医院，会导致眼内容物流出。

3. 包扎眼睛，此时哪怕小小的压力都可能造成永久失明。

## 怎样预防此类事件发生

1. 大人要了解干燥剂的危害，不给孩子吃、玩干燥剂。

2. 打开食品袋时要将装有干燥剂的小袋取出，放到孩子拿不到的地方。

3. 未吃完的食品，可将干燥剂放回，封袋口后放到孩子拿不到的地方。

马奶奶叮嘱

干燥剂，可保鲜，碱性成分真危险。

一旦溅到眼睛里，烧伤角膜一瞬间。

持续冲洗别停留，冲完立即送医院。

不让孩子来接触，平时仔细来保管。

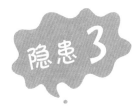

# 隐患 3　气道异物阻塞

说到异物阻塞，我们先来认识一下会厌。它由软骨组成，在咽喉部起到指挥系统的作用。气管和食管是相通的，吞咽时，会厌将气管遮住，不让食物进入气管。但是，如果吃东西的时候说话，会厌就会处在半开半闭的状态，食物自然可以进入气管，这时就发生了气道异物阻塞。如果气管堵得严重，就会在 4～7 分钟内夺取人的生命。

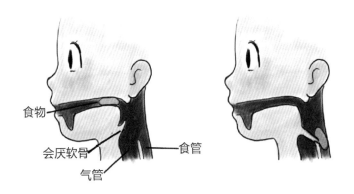

食物　会厌软骨　气管　食管

**食不言、寝不语**

### 什么人容易造成气道异物阻塞?

3 岁以下的孩子最容易发生。

此时他们的磨牙还没有长好，咀嚼功能差，咳嗽、吞咽等自我保护反射还没有发育完全。在玩耍、哭闹、嬉戏、吸食、喂奶时较易发生气道异物阻塞。

每年有不少孩子因气道异物阻塞就诊，遗憾的是近一半孩子还没有送到医院就已经死亡了。

## 什么物品容易造成气道异物阻塞？

**请注意**以下物品全是从孩子的气道内取出的。

1. 食物：花生米、黄豆、葡萄干、干吃奶片、瓜子、核桃、果冻、葡萄、樱桃、荔枝、桂圆、大块硬质食物（肉类带骨）等。

2. 物品：纽扣、小玩具、软木塞、笔帽、橡皮、拼图贴图、硬币、弹子、图钉、别针、螺丝钉、竹签、金属环、鱼钩、发夹、拉链、长命锁、苍耳子等。

**事件回顾**

1. 一个两岁的男孩刚喝下一口绿豆粥不到一分钟，出现面色发绀、呼吸急促，发出呜呜的声音。约20多分钟到医院，经医生检查发现，一个绿豆皮堵住了气管，迅速将其取出，经过抢救后虽然恢复了呼吸和心跳，但不排除脑死亡的可能。

2. 爷爷奶奶带着自家两岁孙子去亲戚家做客。对方拿出干吃奶片来款待，结果奶片堵住了孩子喉咙，孩子很快出现呼吸困难的症状，眼睛突出，面色青紫，从嘴里不断流出口水，喊不出声来。大家着急地互相埋怨，不知所措。邻居闻讯看到此状，立即拨打急救电话。用自己所学的急救方法，把孩子放到床上，压额提颏打开气道，拉下下巴颏发现奶片就卡在咽喉开口处，立即用手将奶片抠了出来。在120赶到之前，成功自救。

 **遭遇这种意外妈妈第一时间怎么办?**

1. **学会识别**　气道异物阻塞特有的"V形"手势。每个人在气道异物阻塞时，均会不由自主地做这样的手势。

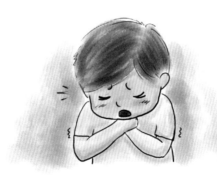

如果阻塞物小，孩子能自己咳嗽，就不要管他／她，鼓励孩子自己咳出来。如果症状加重，会出现不能咳嗽、说话、大叫或是呼吸，吸气时会发出尖锐的声音或粗糙的呼吸音，皮肤发青，恐慌。

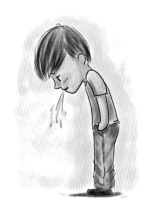

### 2. 立即施救

### 1～8岁孩子的施救方法：

根据以下步骤进行拍背，最多5次：

（1）站到一边，稍靠近孩子身后。

（2）用一只手支撑胸部，清除异物时使孩子身体前倾，这样异物是从嘴里出来，而不是顺着呼吸道下滑。

（3）用另一只手的掌根部在肩胛骨进行5次大力叩击。

（4）请检查每次拍背是否解除了气道阻塞。我们的目的是通过冲击或拍打减轻梗阻，不是一定要做满5次。

（5）或者将孩子放在腿上，保持头低胸高的位置，用拍背或挤胸的动作排出气道异物。

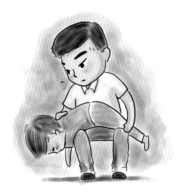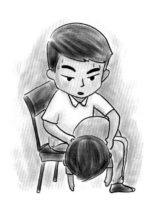

## 1 岁以下婴儿的施救方法：

（1）将婴儿变成头部向下、仰卧的体位。这样可以空出手来顺着婴儿的背部，环绕部分头部，获得安全的体位。保持婴儿沿着急救员手臂的方向，顺放（或横放）在大腿上。

（2）找到冲击按压部位，为两乳头连线中点下两横指处。

（3）给予胸部冲击（按压深度约为胸部的 1/3），这与胸外按压相似，但是更剧烈，速度更慢。

（4）重复 5 次。

（5）如果仍然不能解除梗阻，继续交替进行 5 次背部拍打和 5 次胸部按压。

（引自《2011 年国际急救与复苏指南》）

对于严重气道阻塞的人，使用拍背、腹部冲击法，综合使用成功率会增加。

**腹部冲击法：** 如果孩子有意识，家长站在孩子身后，一只手攥拳并将拳眼对准孩子肚脐与剑突之间，另一只手包在第一只手外侧。向后向上进行冲击，通过横膈肌被突然的冲击，产生向上的压力，使肺内的气流冲向咽喉部，将气道异物冲出来。

扫码看视频
气道异物阻塞的
急救方法

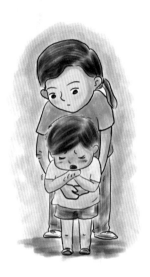

　　严重的气道异物阻塞如果没被立即排除，会在 4～7 分钟夺取生命。

　　尽管有以上的急救方法，仍旧要立即拨打急救电话。

**✗ 此时妈妈不应该做什么？**

　　1. 惊慌失措。

　　2. 盲目使用手指清理呼吸道。只有当异物可以被看见时，才能用手移除呼吸道内的坚硬的异物。

3. 把孩子放在手臂上悬空进行拍背。应把孩子放在成人的大腿上固定住再拍背，防止摔伤。

### 怎样预防此类事件发生

1. 孩子玩耍时，最容易往嘴里塞东西。所以要把能塞入嘴中的玩具收纳好，避免造成严重后果。

2. 告诉孩子哪些东西容易造成气道异物阻塞，增强孩子的安全意识。

3. 教孩子养成"食不言、寝不语""细嚼慢咽"的良好习惯。

 马奶奶叮嘱

气道阻塞来势凶，短时间内夺性命。

学会识别最重要，迅速施救保性命。

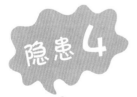

## 淘气的筷子

**事件回顾**

1. 一家人忙乎招待客人，为了不让孩子碍事，就拿了一根筷子插了几个肉丸子给孩子吃。

没过几分钟，家人忽然听到孩子撕心裂肺的哭声，寻声而来的家人顿时吓了一跳，孩子躺在地上，口腔外插着一根筷子。经CT检查发现，筷子插进大脑内的部分足有3~4厘米。前段刺破了孩子的软腭，穿过颅底的颈静脉孔，扎进了小脑，只差毫厘便可抵达后脑枕骨。幸好家长没移动筷子，没有造成大出血，经急诊手术挽救了孩子的生命。

2. 两岁男孩儿跟奶奶玩大象和狼狗的游戏，孩子用筷子插在鼻孔中扮演大象，一不留神摔了一跤，筷子直接从鼻孔插入了头颅内。奶奶着急往外拔筷子，筷子就好像被固定住一样，怎么也拔不出来，最后爸爸用钳子夹住把筷子拔了出来，导致孩子鲜血直流生命垂危。后来孩子被送往医院，虽然紧急进行了手术，但因反复拔动筷子，导致出血量大，伤口扩大，还需再次手术。

 **遭遇这种意外妈妈第一时间怎么办？**

1. 毫不犹豫拨打急救电话，等候医生到身边接孩子为最佳。

2. 等候急救车时，帮助固定住筷子不要移动，以免造成伤口扩大，损伤加重。

3. 安慰孩子，可以通过分散注意力的方法克服恐惧感。

 **此时妈妈不应该做什么？**

1. 惊慌失措，埋怨孩子，对急救无任何帮助。

2. 试图拔出插在孩子身体里的异物，造成大出血。不仅可能导致孩子失血性休克，还会增加手术的难度。

**怎样预防此类事件发生**

1. 不仅筷子会引发意外，还有牙签、笔、三角尺子、树枝等，均可插进颅内、眼睛等处，应避免让孩子玩这样的物品。

2. 孩子的监护人一定要起到监护作用，不能让孩子玩耍的时候手里拿着这些物品，吃饭时，要避免让孩子做任何玩耍动作。

3. 和孩子玩耍时不要做危险动作。

马奶奶叮嘱

孩子玩耍要注意，尖锐物品是武器。

一旦插入身体里，别拔送院去处理。

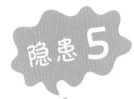

# 隐患 5　花花绿绿的小药片

孩子很容易被花花绿绿的药片吸引，特别是药的外边还有糖衣包裹，更是孩子的最爱。把药片当成糖果来吃，危险也就因此而生。不仅如此，成年人的一些错误行为，也是造成孩子误食药片导致中毒的原因。

**事件回顾**

6岁的男孩感冒了，外婆误把自己治疗红斑狼疮的药物喂给了孩子，吃了两片后，孩子很快全身抽搐起来，情况危急。外婆吓坏了，跑到女儿家通告，孩子的父母得知情况后，急忙将孩子送往医院进行抢救。医生说，由于外婆没有第一时间送医院救治，而是跑到孩子的父母家告知后，才送往医院。耽误了孩子的最佳治疗时机，随时可能有生命危险。

 **遭遇这种意外妈妈第一时间怎么办？**

1. 如果发现药片还在嘴里，应立即让孩子吐出来。

2. 如果已经将药片吐下，应立即前往医院，同时携带误食药片的包装。

**此时妈妈不应该做什么？**

1. 慌乱、指责。
2. 催吐。
3. 大量喝水。此方法可促进药物吸收。

**怎样预防此类事件发生**

1. 把药片放到孩子拿不到的地方，避免误食。

2. 成年人的药和孩子的药要分别放置，以防误食导致孩子中毒。

3. 给孩子喂药前一定要看清药名、剂量、药品的有效期、配伍禁忌等。

 马奶奶叮嘱

小药片、真神奇，颜色形状各不一。

有病吃了强身体，无病吃它藏杀机。

一旦误吃快催吐，压住舌根吐彻底。

减少中毒的机会，抓紧时间去求医。

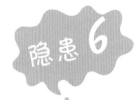

隐患6 卡鱼刺

滑滑嫩嫩的鱼肉是很多小朋友喜欢吃的，但一不小心会被鱼刺卡了喉咙，导致伤害。不仅孩子会发生这样的意外，成年人也不例外。

**事件回顾**

6岁的男孩到亲戚家做客，亲戚做了孩子特别爱吃的红烧鲤鱼。不一会儿孩子咳嗽剧烈，两眼是泪，指着喉咙处说不出话。妈妈意识到可能是鱼刺卡在了喉咙里。老辈人都说大口吃纤维多的蔬菜能把鱼刺裹住，随着食物下到胃里。于是妈妈马上夹了一筷子韭菜，让孩子吞进去。孩子吞进去后，很快解除了症状，但回家后老觉得嗓子不舒服，好像有什么东西卡着，妈妈检查了一下，喉咙处看不到任何东西。过了两天，孩子开始发烧，吃了退烧药也没有降温，一周后到医院检查时，医生发现一根鱼刺刺穿了食道，原来是因为鱼刺刺穿了食道，导致了感染。

**遭遇这种意外妈妈第一时间怎么办?**

1. 细小的、软的鱼刺,一般很容易通过食道,不会造成损伤,有些柔软细小的鱼刺,可以通过咳嗽排除来,妈妈不必紧张。

2. 检查孩子的咽喉部有无可见的鱼刺,如果看见了在有能力的情况下就夹出来。

3. 如果看不到鱼刺或者看到有较大的鱼刺卡在喉咙处,自己无法取出时,请尽快去医院处理。

 **此时妈妈不应该做什么?**

1. **吃韭菜等纤维长的蔬菜** 希望利用蔬菜把鱼刺顺到胃里。如果是较大较硬的鱼刺,即便能到胃里,在通过食道的过程中,很可能伤害食道黏膜甚至刺穿食道,导致严重的后果。

2. **喝醋** 希望通过喝醋的方法软化鱼刺,使鱼刺容易进入胃内,解除鱼刺卡喉问题。

【实验】

实验组:把鱼刺浸泡在醋里2个小时,观察鱼刺是否被软化。

对照组:把鱼刺放在干燥的盘子里,不做任何处理。

最后发现实验组和对照组没有明显区别。

3. **吃馒头、米饭** 效果同上述方法,不仅无效,还可能导致鱼刺越刺越深,损伤食道引起咽喉感染化脓,甚至刺穿食道造成更大的损伤。

## 怎样预防此类事件发生

1. 年龄较小的孩子吃鱼时，家长要把鱼刺仔细地挑出来。

2. 年龄稍大些的孩子吃鱼时，要嘱咐孩子看清楚有无鱼刺，有则避之。吃鱼时，要细细咀嚼，慢慢地把鱼刺吐出来。

马奶奶叮嘱

小小鱼刺别小看，卡住咽喉很危险。

能见鱼刺可取出，无法取出去医院。

吞蔬菜、咽饭团，损伤食道很常见。

一旦鱼刺刺心脏，威胁生命救治难。

预防卡喉是关键，错误技巧不相传。

### 小测验　餐厅中的危险
妈妈跟孩子一起做吧！

请妈妈根据书中讲的知识给孩子讲解厨房中的危险

1. 吃饭的时候小朋友可以拿着筷子玩儿吗？

2. 喝牛奶、粥时，首先要注意什么？

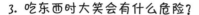

3. 吃东西时大笑会有什么危险？

4. 卡了鱼刺应该怎么办？

    A：吃饭团或者蔬菜     B：喝醋

    C：送医院医生处理     D：马上告诉家长

5. 误食药物怎么办？

    A：吐出来

    B：用筷子压住舌根催吐

    C：没关系的，吃进去还会排出来

    D：告诉家长，赶紧去医院进行处理

**答案：**

1. 不能。筷子、勺子、叉子、牙签都是可以插入人体的危险物品，不要拿着它们玩。一旦筷子插入体内，千万不要拔出来，那样会造成出血不止、医生找不到伤口的深度和位置，给手术增加难度。

2. 喝牛奶、粥时不要端起来就喝，一定要先试试烫不烫，以免被烫伤。

    烫伤很痛苦，要第一时间用自来水冲洗，冲到不红不疼不起疱为止，不要把水疱戳破。一旦发生烫伤要赶快叫大人来处理，严重的要去医院。

3. 容易造成气道异物阻塞，尤其是年龄小的孩子。

    气道异物阻塞，严重的会在 4 ~ 7 分钟死亡。俗话说，食不言、

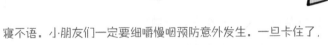

寝不语。小朋友们一定要细嚼慢咽预防意外发生。一旦卡住了，要立即咳嗽，通知大人来急救。

4. C、D

卡了鱼刺不能用饭团、菜团向下吞咽，这是很危险的。一旦鱼刺扎到食道上，就会造成损伤。一旦卡了鱼刺，要第一时间告诉妈妈，送医院处理。

5. A、D

药物都是有毒性的，成人的药对孩子毒性更大，不要好奇去吃。吃了之后会中毒，甚至会被夺取生命。一旦误吃了药物千万别咽下去，赶快吐出来。已经咽下去了，立即告诉妈妈送医院处理。

# 客厅里的危险

客厅是家庭成员经常聚集的地方，
无论看电视还是交谈，都在这里，
在客厅里也存在着不少家长忽视的安全隐患。

找找看这个客厅中有些什么安全隐患？

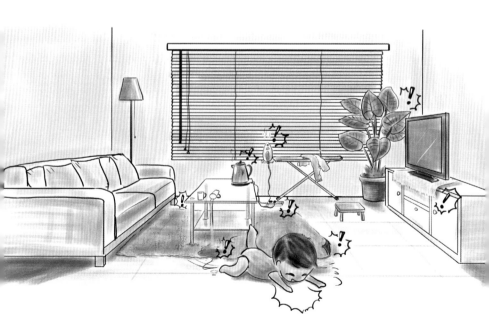

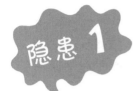

# 电视柜上的桌布

隐患 1

事件回顾

　　小明家来了一个 2 岁的小客人小强，两家家长在厨房忙着做饭。突然听到从客厅里传来重物摔下来的声音，接着是小明大声哭喊。家长们赶忙跑到客厅一看，大家都吓坏了。小强一动不动地躺在地上，身上压着电视机，头部流着鲜血。

　　原来小强看到电视在播放小朋友们玩玩具，兴奋地去抓电视机，未果后，抓住电视机柜上的桌布一拉，没想到电视机倒了，正好砸在小强的头部。

 **遭遇这种意外妈妈第一时间怎么办？**

1. 保持冷静。
2. 立即呼叫 120，让急救医生尽快介入进行医疗急救。

 **此时妈妈不应该做什么？**

1. 相互埋怨耽误救治时间。
2. 晃动孩子或抱着孩子奔跑，对于头部伤势严重的患者，会导致颅内出血量加剧。

3. 如果头部伤口很深或大量出血，不要清洗伤口，包扎好送医院。

**怎样预防此类事件发生**

1. 家长是孩子的监护人，特别是低年龄的孩子在玩耍时，一定要有成年人看管，避免发生此类事件。

2. 电视柜（或其他高一些的柜子）上尽量不铺桌布，防止孩子拉桌布的时候把电视机或柜子上的其他物品拉下来，砸伤孩子。

3. 最好把电视机固定在墙上，不仅牢固还让孩子无法碰触到，保证安全。

马奶奶叮嘱

电视机下铺桌布，本身就是不稳固。

一旦孩子拉动它，砸伤急救亦难补。

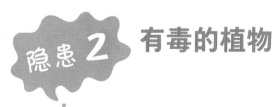

隐患 2 **有毒的植物**

在家中种植一些绿色植物不仅可以美化环境，还可以净化空气。但是，家庭中种植植物是要有选择的，一些有毒有害的植物是导致中毒的隐形杀手，比如滴水观音茎内的白色汁液和滴下的水，误食汁液可引起咽部和口腔不适，严重者会造成的窒息导致死亡。皮肤或眼睛接触其汁液会发生强烈的刺激造成过敏，严重的会引发眼结膜炎。

还比如夹竹桃，开粉红色花、花期长很好看，一些家庭会选择种在家中。要知道夹竹桃从根部到叶子都有毒，在农村，饮用的水井边是不允许种植夹竹桃的。

 **遭遇这种意外妈妈第一时间怎么办？**

1. 保持冷静。

2. 如果皮肤沾染了滴水观音汁液，立即用醋冲洗局部，中和毒液。

3. 误食者可口含食醋中和生物碱。

4. 第一时间去医院。

 **此时妈妈不应该做什么？**

1. 忽视危险，因观望耽误救治时间。

2. 皮肤沾染毒液用温水洗，皮肤更易吸收毒液。

3. 采用民间偏方，耽误救治时间。

**怎样预防此类事件发生**

1. 家中最好不种植有毒有害的植物，如滴水观音、夹竹桃、水仙花、曼陀罗、万年青等。

2. 教育孩子不碰、不舔汁液。

马奶奶叮嘱

滴水观音全身毒，教育孩子不接触。

家中最好不养植，中毒源头要堵住。

## 隐患 3　尖利的桌角

家具中的桌角大多都是直角，这对于孩子就是危险因素。孩子娇嫩的皮肤一旦撞到桌角，就会造成损伤。

**事件回顾**

晓峰在家里跟小朋友们玩打仗的游戏，一脚踩空滑倒在地。下巴磕到了电视柜的柜角上，顿时鲜血直流。马上送到医院缝了4针，留下了疤痕，虽然不至于毁容，但也把大人惊出了一身汗。

**遭遇这种意外妈妈第一时间怎么办?**

1. 立即止血包扎。

2. 如果家里准备了消毒好的敷料可直接按压在伤口上，可以达到止血和保护伤口的目的。

3. 如果没有消毒好的敷料，可以用干净的毛巾直接压迫伤口，立即送医院处置。

【下颌部皮肤破损包扎】

先将敷料盖在伤口处，用条带包扎固定，注意不要压迫气管。

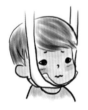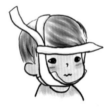

【包扎口诀】

条带上提下巴颏，耳边折返压前额。

打结避开太阳穴，送到医院去缝合。

 **此时妈妈不应该做什么?**

1. 慌张，只知道哭，不知所措。妈妈的紧张情绪，会导致孩子更加恐惧。

2. 不包扎伤口，而是直接往医院跑，导致大量出血。

## 怎样预防此类事件发生

最好在孩子行动尚未完全自控的年龄段，把家中所有的桌角、茶几角、电视机柜角等处安装好安全桌脚套，防止孩子被尖锐的桌角碰伤。

马奶奶叮嘱

家具边角真可怕，孩子不知回避它。

一不留神磕上边，皮破流血损伤大。

妈妈告诫咱的娃，避开桌角去玩耍。

安放桌角安全器，磕磕碰碰都不怕。

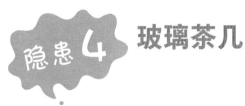

隐患4 **玻璃茶几**

玻璃茶几因为造型美观成为不少家庭的选择。玻璃茶几多采用钢化玻璃，经国家 3C 认证的标准钢化玻璃的自爆率为 0.3%～3%，并且在遇到撞击的时候容易爆裂，导致人体损伤。所以，使用时要特别注意安全。特别是半钢化玻璃的制品，一旦撞击碎了，不像钢化玻璃变成小碎玻璃块，而是成为尖锐的锋利的玻璃尖，损伤就更大了。

事件回顾

　　有个小朋友在家跑着玩的时候，不小心滑倒，额头撞到了玻璃茶几上，玻璃茶几被撞碎，尖锐的半钢化玻璃茬子顿时把孩子的头皮划破，鲜血直流，家长赶快带孩子到医院进行了缝合。

## ！ 遭遇这种意外妈妈第一时间怎么办？

　　1. 用干净的棉织品做成敷料，直接压迫伤口止血，送医院。

　　2. 有急救能力的妈妈立即包扎伤口，再去医院。

　　3. 去医院的过程中要密切观察孩子的意识、呼吸、心跳情况有无改变。

　　头部包扎方法很多，可以用**三角巾**包扎，也可以用**丝巾**或是妈妈的**长筒袜**进行包扎。

　　【具体方法】

　　1. 有条件的家庭可以用碘伏擦拭伤口再进行包扎。碘伏对伤口无刺激，消毒效果明确。

　　2. 用干净的棉织品或敷料盖住伤口，然后进行包扎。

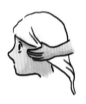

扫码看视频
头部包扎

【包扎口诀】

压住眉弓向后拉，脑勺下面打交叉。

额头正中把结打，露出耳朵塞尾巴。

**✗ 此时妈妈不应该做什么？**

1. 在伤口上涂抹红药水或紫药水。红药水因其效果的不确定性，已经被淘汰，所以妈妈就不要再用了。紫药水因其颜色深，医生很难彻底观察伤口状况，如果用酒精稀释，对孩子的伤口无疑是损伤。

2. 在需要缝合的伤口里撒止血药物，医生必须要将撒在伤口里的药物清洗干净后才能缝合，这会给治疗增加难度。

**怎样预防此类事件发生**

1. 购买国家认证的 3C 产品，有质量保证。

2. 使用时注意避免直接撞击钢化玻璃制品，特别是用尖锐物品撞击。

3. 避免钢化玻璃上放置过冷物品后又突然放过热的物品，这种冷热交替易造成自爆。

4. 在孩子很小还不知危险的情况下，尽量不用玻璃茶几和玻璃浴室隔板。

5. 如果一定要选择钢化玻璃茶几，请在玻璃上贴保护膜。首先贴膜后不易爆炸，其次在被撞爆裂时钢化玻璃渣会粘牢在保护膜上不会四溅，不至于伤害孩子。

马奶奶叮嘱

玻璃茶几真漂亮，暗藏杀机可致伤。

忽冷忽热和碰撞，突然爆裂人受伤。

最好贴上保护膜，避免自爆把孩伤。

一旦孩子被扎伤，包扎送院去疗伤。

隐患5 **裸露的电插销板**

　　客厅是全家人活动的公共场所，家用电器比较多，如电视机、电脑、电风扇、空调、落地灯、电水壶、充电器等，有的家庭还在客厅里熨烫衣服，需要多个电插销板才能满足需求。过多的电插头、老化的家用电器、电线外包的绝缘体磨损等都是安全隐患。

　　孩子对有小洞洞的地方非常好奇，他们不了解电会对人体造成怎样的危害，特别是淘气的孩子会用铁丝或者镊子、刀子去捅插座的小洞洞。

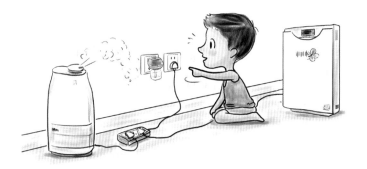

**事件回顾**

1. 一名两岁的女孩学妈妈的样子去拔电插头，由于手上有水，当即触电，送院抢救无果身亡。

2. 一名4岁的男孩，爬到室外空调机上玩耍，导致触电身亡。空调外挂机本身不会漏电，但如果火线碰到空调外挂机机壳，且断路器又不能切断电源，就易造成接触者触电。

3. 一名1岁的女孩在家中学走路时，被地上凌乱的电线绊倒，因电线老化，外包的绝缘体破损，导致孩子触电身亡。

 **遭遇这种意外妈妈第一时间怎么办？**

1. 发现孩子触电，在保护自己（用干燥的木棍挑开电源）的同时，第一时间切断电源，拉闸断电。

2. 孩子出现心脏骤停，立即行心肺复苏术，详见【厨房里的危险·隐患 1】。

　　3. 拨打急救电话，让医生尽快介入。

 **此时妈妈不应该做什么?**

　　1. 惊慌失措，没做好防护盲目行动，导致自身触电。

　　2. 发现孩子心脏骤停，只知哭泣，不知立即行心肺复苏或者拨打急救电话，耽误了抢救时机。

**怎样预防此类事件发生**

　　1. **教育孩子**

　　·让孩子认识电的威力，对人体的危害。不要把电插头当玩具玩。

　　·教育孩子切忌触摸电插座，避免水往插头泼。

　　·让孩子了解家里总电闸的位置，教他们在出现用电意外时如何及时切断电源。

　　2. **排除家中安全隐患**

　　·安装防触电插座保护盖，选用带有防触电功能的插座和接线板。

　　·防止水或其他导电体掉进接线板里引起短路。

　　·定期检查家中电线是否老化或外包绝缘体是否完整，若出现问题应及时更换，千万不可心存侥幸。

　　·家中不要随意乱拉电线，以免绊倒后发生意外，不用的电器、充电器一定要拔掉插头。

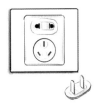

马奶奶叮嘱

电老虎、电老虎，孩子千万别接触。

一旦触电夺生命，终身悔恨的痛苦。

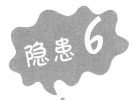

阳台、窗户的危险

随着现代化进程越来越快，大家居住的环境也发生了很大的变化。楼房越盖越高，落地窗、大阳台使房屋变得更加明亮、时尚，但也因此导致了一些悲剧的发生，孩子从阳台上、窗户上坠落的事件时有发生。

**事件回顾**

1. 4 岁的俊俊跟妈妈玩捉迷藏，说好由妈妈藏儿子找。妈妈藏在卧室里，等着孩子来找的时候，突然听到孩子的一声哭喊。跑过去一看，妈妈吓出了一身冷汗！原来俊俊被楼下广场舞的音乐声吸引，他站在阳台上看不到，就搬了小凳子站上去想爬出去看。因为阳台的窗户是平推的，头钻了出去，屁股太大卡在窗户口出不去。妈妈怕惊动孩子，蹑手蹑脚地走到阳台窗户边，迅速抓住孩子的腰，把俊俊从窗户外拉了进来。

2. 3岁的欢欢趴在阳台窗户上，看到妈妈下班回家，兴奋的边叫妈妈边向外爬，不幸从2层坠落到楼下。妈妈看到孩子摔下来，没有检查孩子的伤势，抱起来就往隔壁的医院跑。医生告诉妈妈，欢欢坠落导致颈椎骨折，由于妈妈是抱着跑到医院的，没有做颈椎的固定，最终导致孩子高位截瘫。

3. 5岁的涵涵同样是从窗户爬出去找妈妈，卡在防护栏中被路人看见，报警后由119和好心人合力救助后才脱离危险。

高空坠落事件已经不是什么新鲜的事了，特别是寒暑假孩子独自在家的时候，每年都有不少报道。孩子致残、死亡给家庭蒙上了无法释怀的心理阴影，不少家庭因此解体，令人遗憾。

**遭遇这种意外妈妈第一时间怎么办？**

## 高空坠落时

最严重的就是当场死亡。如果伤者还有生命体征，要全面检查伤情，采取相应措施救助。

现场处理的原则：检查伤情后进行合理处理。

1. 保持冷静！

2. 对怀疑颈椎骨折的伤者，嘱咐所有人不要移动其身体，同时告诉伤者不要动，以免造成二次伤害。特别是不可以做点头、摇头、扭头、弯腰、扭腰和侧弯的动作，以保护脊髓不被损伤。

3. 立即拨打急救电话求救。

## 尚未坠落

1. 不要惊动孩子，因为孩子受惊吓后扭动身体会加速坠落的可能性。

2. 把孩子救下来后，检查有无受伤。按伤情进行处理或送医院处理。

 **此时妈妈不应该做什么？**

1. 千万不能晃动孩子，特别是有脊柱骨折的，会因晃动导致脊髓损伤造成瘫痪或死亡。

2. 在伤情不明的情况下，禁止随意搬动伤者，造成不可挽回的后果。

## 怎样预防此类事件发生

1. 教育孩子不要在高楼阳台上向外探头，不要从高楼窗户向外探身。

2. 预防孩子高空坠落要从点滴做起。注意家具摆放的位置，不要让孩子轻易就能攀爬，靠近窗户。

3. 正常人将身体向外探时，防护栏的高度在腰部以上应该是安全的。若家中有 5 岁以下的孩子，建议在窗边加装 1.3 米的护栏，避免孩子因攀爬而坠落。护栏的孔洞大小以孩子的头部无法通过为准。

4. 阳台最好安放隐形防护网，这种透明的隐形防护网不影响视线，可以防止孩子攀爬坠落，也可防止放在阳台上的花盆等杂物坠落砸伤行人。可与智能防盗系统连接，出现火灾时可在几秒钟内快速拆除。

5. 教育孩子不要在高楼阳台上向外探头，不要从高楼窗户向外探身。

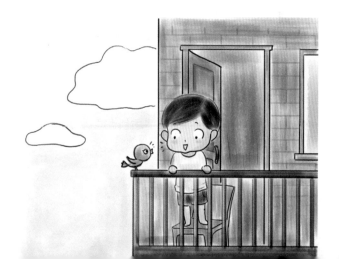

马奶奶叮嘱

高层居住有隐患，高空坠落真危险，
窗边护栏一米三，小心孩子爬上边。
家中要有人看管，降低坠落之风险。
安装隐形防护网，保障安全好视线。

---

 **客厅中的危险**

妈妈跟孩子一起做吧！

说一说下面的情况有什么危险？

1. 电视机桌上铺着桌布

2. 家中有夹竹桃、滴水观音

3. 阳台是落地窗，旁边还放着小板凳

4. 尖锐的桌角裸露在外

5. 玻璃茶几旁边地上有水

**6.** 桌子上有一杯水，桌子下面放了插满插头的插座，电线凌乱地缠绕在一起

**7.** 地毯的一个角翘起来了

**8.** 熨斗通着电，冒着热蒸汽

**9.** 百叶窗的拉绳悬空，在孩子能拿到的位置

**答案：**

1. 若孩子拉动桌布，电视机会掉下来砸伤人。

2. 夹竹桃、滴水观音有毒，家里最好不要养。孩子不要碰触它们，更不能舔这些植物滴出来的液体，以免中毒。

3. 容易坠落到楼下。

4. 容易造成意外的磕碰。

5. 一旦滑倒，很可能碰到玻璃茶几导致茶几破裂，刺伤身体。

6. 水容易洒进插销板内引起短路，发生火灾。凌乱的电线容易绊倒孩子，造成触电。

7. 绊倒孩子。

8. 碰到熨斗会被烫伤，熨斗掉下来会被砸伤。

9. 百叶窗的拉绳可承受 40 公斤的重物，曾经出现过孩子脖子卡在拉绳中窒息而亡的事件。所以，百叶窗的拉绳应放在高处，避免孩子拉到。

# 卧室里的危险

一起来找一找卧室里有哪些安全隐患吧!

卧室是家中最温馨、最私人的空间,
在这里家长的警惕性往往是最低的,
其中隐藏着一些不被了解的危险!

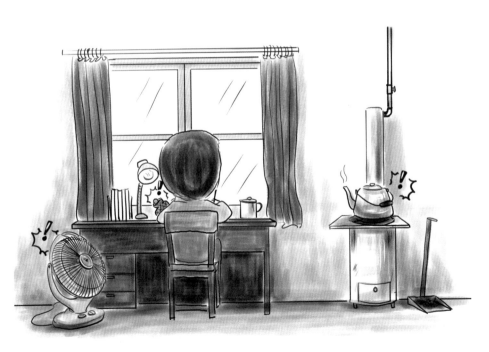

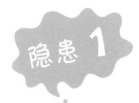

# 低温烫伤

冬天到了，天气寒冷，在没有暖气的地方，"暖宝宝"、热水袋和电热毯就成为家庭取暖的首选，也因此出现了使用不当造成的伤害，比如低温烫伤。

**低温烫伤是指皮肤长时间接触高于体温的低热物体而造成的烫伤。**

对于高温人们会特别小心，当身体接触热水的时候，疼痛感会让人立即躲开，皮肤的损伤会立即表现出来。低温烫伤和高温烫伤最大的不同就是疼痛感不明显。"暖宝宝"的温度不高，可如果长时间不换位置，热传导会慢慢地导致皮肤灼伤还不易被察觉。

低温烫伤表面上看仅仅是皮肤上出现红肿、水疱、脱皮或者发白的现象，面积也不大，但烫伤会波及到皮下组织，一旦出现溃烂，长时间都无法愈合。

事件回顾

1. 天气凉了妈妈怕孩子冻着，晚上睡觉前给儿子后背的睡衣外面贴上"暖宝宝"，一连3天。第三天早上儿子说后背很痒，妈妈撕下"暖宝宝"掀起衣服，发现背上的皮肤一片红，上面还有许多小水疱。妈妈以为是皮肤过敏，立即到医院看病，医生告知是低温烫伤。虽然皮肤表面看上去烫伤不太严重，但创面深，已经造成深部组织坏死。

2. 幼儿园放寒假，5岁的男孩到奶奶家居住。因为天气太冷，奶奶怕孩子受凉，睡觉前将一个热水袋放在孩子大腿之间取暖。第二天孩子的大腿内侧出现了一个直径2厘米的烫伤，在医院换药一个月还未痊愈。

3. 5岁的男孩去湖北农村老家过年，家里没有暖气，白天取暖就用炭火盆，晚上取暖依靠电褥子。次日孩子背部的皮肤出现了直径4厘米的红肿，上面有一些水疱，就医之后才知是烫伤。

 **遭遇这种意外妈妈第一时间怎么办？**

1. 对烫伤部位进行降温处理，迅速用自来水冲洗局部，直至疼痛缓解。

2. 无论烫伤范围大小，都要立即去医院诊治。

 **此时妈妈不应该做什么？**

1. 认为烫伤处范围不大，忽视其严重性。

2. 在烫伤的部位涂抹牙膏、酱油、大酱等。

3. 挑破水疱会导致疼痛加剧，增加感染的机会，延缓愈合。

## 怎样预防此类事件发生 ?

1. 为了避免发生低温烫伤，在使用电褥子、"暖宝宝"和热水袋取暖时，要特别注意控制其温度（皮肤接触70℃持续一分钟，就会被烫伤，接触60℃持续五分钟以上，也可能造成烫伤）。

2. 使用电热毯时，温度不要调得过高，最好将时间定的短一些，避免长时间使用。熟睡后对热不敏感，容易造成低温烫伤。

马奶奶叮嘱

"暖宝宝"、电热毯，低温烫伤有隐患。

伤口不大无痛感，往往忽视恢复难。

妈妈须知是关键，正确使用可避免。

烫伤之后快冲洗，第一时间去医院。

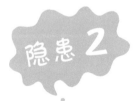

# 隐患2 热水袋引发的意外

很多家庭都会用热水袋取暖，其中的隐患不得不给大家提个醒。

事件回顾

奶奶害怕孙子晚上冷，将热水袋放到孙子被窝里取暖。结果没过多久，就听"砰"的一声，小孩"啊"的一声连哭带喊地跑了出来，原来是热水袋突然爆炸了。一眨眼的工夫孩子从臀部到大腿根被滚烫的热水烫起了大水泡。家人连夜将孩子送往医院，幸亏救治及时，孩子的病情虽然已经稳定，但烫伤面积太大，又是深Ⅱ度烧伤，有可能需要植皮。

### 遭遇这种意外妈妈第一时间怎么办？

1. 立即将孩子抱离被热水浸湿的地方，避免继续烫伤。

2. 如果衣服和皮肤没有粘连，则立即脱下衣服，局部用冷水冲洗降温。

3. 如果衣服与皮肤粘连，请用冷水降温后小心脱下来，如果难以脱下，请去医院处理。

### ✗ 此时妈妈不应该做什么？

1. 慌乱中将已经粘在皮肤上的衣服脱下来，导致皮肤大面积损伤。

2. 用牙膏、酱油等涂抹在烫伤处，不仅无效，还会给后续治疗带来困难。

怎样预防此类事件发生 **?**

1. 购买正规厂家的热水袋，不要图便宜购买质量差的热水袋，杜绝意外的发生。

2. 定期检查安全使用年限，一旦超过使用年限应及时更换。

3. 使用热水袋取暖时，水温不要过高。

4. 灌水不要过满，至少留出 1/5 的空间，使用前必须排尽空气，把盖拧紧，防止热水袋爆炸或热水流出烫伤人。

5. 不要让热水袋直接接触皮肤，最好用布包裹隔热。

6. 最好不要长时间使用，待被子暖和了就取出，避免烫伤。

7. 热水袋的收藏非常重要，折压、用力拍打均会导致热水袋的破裂。使用前要检查表面是否有锐器刺压、破损、漏液等现象。

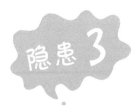
隐患 3 **电热毯、取暖器惹的祸**

电热毯、取暖器是很多家庭用来取暖的工具，如果使用不当，意外就此发生。每年都会有因为使用不当发生烫伤、火灾。

电热毯惹得祸

天太冷了，孙女吵吵着要跟奶奶睡觉。奶奶提前把电热毯打开，发现电热毯不够热，就将温度调到最高。不一会儿，奶奶和孙女都睡着了，忘记关掉开关。几个小时后，因为床上的温度太高了，孙女被烫得叫了起来，发现床上冒着白烟，被子和床单已被烧焦。烟雾充满了整个房间，妈妈爸爸在隔壁房间里听到女儿的叫声，冲进来赶快把电热毯开关关闭，用水泼在冒烟的被褥上才制止了一起火灾事故。事后发现孩子的小腿被烫起了水疱，奶奶背部有多处水疱。经医生诊断，奶奶背部、腰部等多处被电热毯烫伤，烧伤面积达 20%，其中 12% 为Ⅱ度烧伤。孩子大腿处Ⅰ度烫伤面积为 4%。

电取暖器（小太阳）惹的祸

1 岁的小孙子经常尿床，爷爷听说电暖气即插即热，升温极快，价格低廉。把孩子尿湿的裤子、褥子放在电取暖器上，一会儿就烤干了，方便实用，就买了一个放在家里。

这天，爷爷把孩子的棉裤放在电暖器上烤，自己睡着了。小太阳迅速升温，很快就把棉裤点着了。浓烟把爷爷奶奶熏醒，赶紧起来灭火，虽然没有造成太大损失，但错误的使用方式仍然需要引起大家的注意。

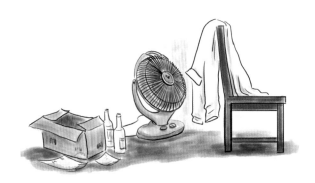

 遭遇这种意外妈妈第一时间怎么办?

1. 立即关闭电热毯开关，避免继续烫伤。

2. 如遇到烧烫伤，应该按照上文所讲的方法去做，详见【卧室里的危险·隐患2】。

怎样预防此类事件发生

## 电热毯

1. 购买正规厂家的电热毯，认准 3C 标志。看清使用说明书、安全使用年限，一旦超过使用年限应及时更换。

2. 电热毯最怕使用时遇水发生短路，引发火灾。切勿把水洒在电热毯上。

3. 使用电热毯时要检查是否平整，折角会导致电线短路，引发火灾。

4. 通电时间不要超过 30 分钟，感觉温度合适时立即关闭电源，防止危险发生。

## 电暖器

1. 增强安全意识，购买正规厂家的 3C 产品，具有安全保障。

2. 正确使用电暖器，按说明操作可避免意外发生。

3. 使用时要远离易燃品，不要将衣物放在电取暖器上。

4. 切忌长时间使用电暖器。

5. 一定要在安全期内使用，老化设备容易发生故障，要及时更换。

马奶奶叮嘱

十冬腊月天气寒，保暖最好电热毯。

效果好、又方便，宝宝睡的香又甜。

安全隐患记心间，定好温度和时间。

避免烫伤和触电，收纳不能来折返。

电阻丝、易折断，引发火灾和触电。

正确使用按说明，产品合格是关键。

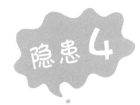

隐患4 煤气中毒

　　煤烟中毒即一氧化碳中毒，是冬季经常发生的事故之一。在用煤火、炭火盆取暖的家庭中，一氧化碳中毒是头号杀手。

　　一氧化碳无色无味，人们深陷中毒环境中很难察觉。当一氧化碳在空气中的浓度 ≥ 1.3% 时，吸上几口即可中毒。一氧化碳进入血液后与血红蛋白结合，其结合能力是氧气与血红蛋白的 300 倍。一旦一氧化碳与血红蛋白结合，便使血红蛋白失去了携氧能力，人会处在缺氧状态，严重者直接威胁生命。

事件回顾

　　张老汉的儿子在城里打工，两个孩子由张老汉和老伴儿看管，冬天家里用煤炉取暖。最近，邻居发现张老汉一家40几天都没出门，门和窗户都紧紧地关着，怎么敲也没有人回应。于是邻居报警并通知老人的儿子。开门发现4个人因煤气中毒死亡多日，没有抢救的可能了。

 遭遇这种意外妈妈第一时间怎么办？

　　1. 用衣物捂住口鼻，做好自我防护后，进入房内开门、开窗通风。

2. 将中毒者安全搬至户外，注意保温。

3. 对昏迷的人要摆成稳定的侧卧位，防止呕吐导致误吸窒息。

4. 对心脏骤停的中毒者，要立即实施心肺复苏术。

5. 立即报警，让医生尽快介入，进行高压氧舱治疗。

 **此时妈妈不应该做什么？**

1. 未做好自我防护，盲目冲进室内导致自身中毒。

2. 对中毒昏迷者未做脊柱保护就慌乱搬出室外，导致脊柱滑脱，严重影响病人的生活质量。

3. 情况不明点明火，易导致煤气轰燃。

**怎样预防此类事件发生**

1. 生火之前，要检查煤炉的烟囱是否有泄漏的可能性。

2. 安装烟囱要严格按照小头上套大头的原则，防止烟气倒流。

3. 定期检查煤炉及烟囱的封闭性。

4. 安装对流风斗，即房屋的南侧、北侧各安装一个风斗，保持室内空气流通，有效地防止煤气中毒。

5. 有条件的安装一氧化碳报警仪，提示室内一氧化碳浓度，及时做好通风，避免中毒。

马奶奶叮嘱

一氧化碳叫煤气，无色无味很隐蔽。

轻度中毒没力气，面如樱桃很美丽。

开门开窗通通气，安慰保暖和休息。

重度中毒人昏迷，必须送到医院去。

保持气道的通畅，防止呕吐和误吸。

心脏骤停抢时机，立即复苏不犹豫。

冬季取暖要注意，预防中毒防煤气。

烟囱千万别漏气，对流风斗须安齐。

未雨绸缪防意外，用火安全请牢记。

**小测验** **卧室里的危险**

妈妈跟孩子一起做吧！

## 下面哪些做法是错误的？

1. 长时间使用高温热水袋

2. 在开着的取暖器"小太阳"电热器上晾衣服

3. 电暖气、电热毯要购买正规厂家的产品

4. 煤火炉取暖的不装风斗

### 答案：

1. 错误　有可能造成低温烫伤　　2. 错误　有可能引发火灾

3. 正确　　　　　　　　　　　　4. 错误　有可能造成煤气中毒

# 厕所中的危险

一起来找一找厕所里有哪些安全隐患吧!

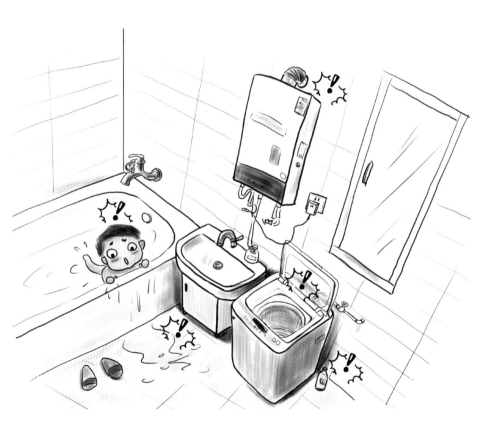

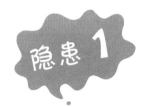

# 隐患 1  家庭溺水

提到家庭中的溺水很多人会不理解，大家普遍认为只有在江河湖海中才会发生溺水，家庭中怎么能溺水呢？那就让我们来看看家里有没有可能导致孩子溺水的环境。

首先，我们先来了解一下 2～6 岁孩子的身体特征。2～6 岁的孩子身高通常在 70～120 厘米，年龄越小就越是头重脚轻，特别容易跌跌撞撞发生意外。另外，儿童天生爱冒险、旺精力盛，活动过程中往往不知周围环境的危险性，经常会遭受意外。此外，儿童缺乏自救能力，遭遇意外伤害时，要靠他人来帮助解除危险，一旦急救不及时，后果不堪设想。

基于孩子的这些特点，家庭当中的水是会对孩子造成威胁的，要引起家长们的注意。当孩子因头重脚轻扎进水盆，又无力自己爬出来时，一个水深 5 厘米的水盆都会造成溺水身亡。

## 水盆内溺水

**事件回顾**

妈妈洗完衣服把 1 岁 11 个月的儿子留在厕所里，孩子玩水盆里的水。妈妈想，水盆里的水只有 5 厘米深，没有什么危险，于是就去阳台晾晒衣服。回来后，发现孩子的头扎在水盆里，尽快送往医院，最终抢救无效死亡。

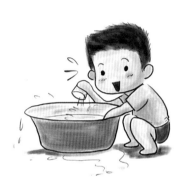

## 怎样预防此类事件发生

1. 年幼的儿童没有能力自救，头扎到水盆中并不能立即离开，最终会导致死亡。为了避免此类事件发生，水盆中不要存水。

2. 妈妈要加强对孩子的监管，不要让孩子独处在有水的水盆旁。

3. 如果给孩子洗脸、洗脚等，妈妈要在距孩子一臂远处，视线不要离开孩子，一旦意外发生，能一把抓住孩子。

# 浴缸内溺水

1. 家政服务员小张把雇主家 2 岁半女孩放进浴缸洗澡，洗完后发现忘记拿浴巾，转身去阳台找。临去前嘱咐孩子不要乱动，孩子很高兴地在浴缸里玩水。小张找到浴巾回到浴室时，发现孩子躺在浴缸里没了动静。小张急忙把女孩从浴缸里抱出来，电话通知了孩子的父母，可惜，因为延误急救时机，孩子溺水身亡。

2. 爸爸把浴缸充满水后，就将 3 岁的儿子放在浴缸里，自己去脱衣服。因为是成人的浴缸没有扶手，孩子立即漂了起来，吓得孩子大叫起来，在水中直扑腾。爸爸转身看到后，立即将孩子从水里捞了出来，才避免了一场危机。

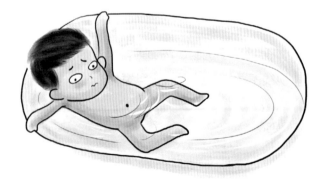

## 怎样预防此类事件发生 ❓

1. 浴缸里面的水只要超过 15 厘米，足以让 3 岁的孩子漂浮起来，这是造成溺水的危险因素。如果想在浴缸中给孩子洗澡，可以用小浴盆，这种小浴盆里面有斜坡，孩子不可能头朝下溺水。

2. 还可以选择专门为孩子洗澡的塑料充气浴盆，这种浴盆是双层充气的。就算有一层漏气，还有一层作为保险，比较安全。

3. 若用成人浴缸为孩子洗澡，要加扶手。

4. 家长要提高自身的安全意识，在孩子洗澡上要时刻看管，绝不要让孩子单独留在卫生间、浴室、浴缸里，以免意外。

### 马桶内溺水

家庭溺水的另一个潜在危险因素就是冲水马桶。市场上卖的马桶有两种，一种是直排式马桶，一种是虹吸式马桶。虹吸式马桶在冲洗的时候水是沿着马桶壁螺旋冲洗，冲完之后马桶内的存水量小。直排式马桶的存水量大，垂直高度超过 15 厘米。如果孩子把头伸进去，很难出来，这就是造成溺水的原因。虽然马桶引起溺水的发生率很低，但对于孩子来说，意外造成的死亡是百分之百。

　　强强最喜欢玩抽水马桶，按下按钮，轰的一声，水就流出来。每每这时，强强就高兴地大笑。这天，奶奶在厨房擦地，强强就去跑去玩冲水马桶。看着水从马桶周边流出来进入下水道口，强强好奇地低头去看，一下子头朝下扎进马桶里。幸好奶奶发现及时，把孩子抱了起来，避免的危险的发生。

## 怎样预防此类事件发生

　　1. 家里装修最好选择虹吸式马桶，存放水较少，相对安全。

　　2. 如果已经安装了直排式马桶，可以在马桶盖上加锁，孩子没有机会打开，可以有效杜绝马桶溺水的发生。

## 洗衣机内溺水

　　洗衣机内溺水听起来不可思议，但这种报道也不罕见。

　　1. 4岁女孩小梅和2岁妹妹小花跟邻居的哥哥在家里玩捉迷藏的游戏。姐妹俩藏在老式的双筒洗衣机里，当听到哥哥的妈妈叫哥哥的时候，两姐妹想赶快爬出来。不幸，姐姐的手碰到了洗衣机上的按钮，这种老式洗衣机开盖后依然能操作。随即洗衣机进水、旋转了起来。幸好被家中的大人及时发现，关闭了开关，避免了灾难的发生。

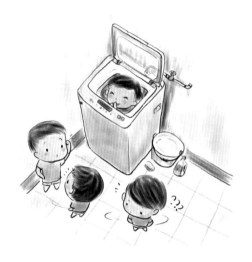

2. 爸爸妈妈外出上班，4岁的小羽由外婆看管。下午外婆叫小羽吃饭的时候，孩子没有回答，外婆立即在家中寻找，发现小羽头朝下脚朝上栽入了装满水的洗衣机内，外婆当即被吓得瘫倒在地。正在此时，小羽的妈妈下班回家，急忙将孩子从洗衣机中抱出来。利用学过的急救知识，对孩子进行心肺复苏，并拨打了急救电话。幸好妈妈在第一时间做了心肺复苏，才赢得了孩子的救命时间。

## 怎样预防此类事件发生

1. 告诉孩子洗衣机的危险，不要在洗衣机内玩耍。

2. 洗衣机内不要存水，盛水的容器要加盖，妥善放置。

3. 不可以把孩子让未成年人看管。

看到这一个又一个家庭溺水事件真是触目惊心。溺水的死亡进程非常快，一般为 4～7 分钟。这给看管孩子的家长们敲响了警钟。

##  遭遇这种意外妈妈第一时间怎么办？

1. 立即脱离危险环境。

2. 一旦孩子因溺水造成心脏骤停，家长应立即就地开始心肺复苏。

溺水的心肺复苏程序是先清理口腔内的异物，用力吹气 2～5 口，将已经瘪了的肺泡吹起来，然后按胸外心脏按压 30 次，吹气 2 次的程序进行心肺复苏。直到孩子恢复自主呼吸和心跳或者待有学过急救的人员和医生来接替。

3. 呼叫急救中心，让医生尽快介入。

##  此时妈妈不应该做什么？

1. 慌乱不知所措，耽误抢救时机。

2. 拍背控水。没有任何证据可以证明水可以当成阻塞物堵住呼吸道，控水的动作只能将消化道内容物倒出来，不仅无助于救助孩子，相反会延误心肺复苏时间，严重影响生还的可能性。

马奶奶叮嘱

家中溺水别小看，容器存水是隐患。

看好自家小朋友，视线不过一米宽。

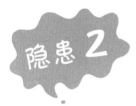

隐患2 **燃气热水器引发的悲剧**

春天乍暖还寒，暖气停了之后室内温度还是很低的，洗澡时紧闭门窗可以在一定程度上保暖，但也因此隐藏着一些危险。

事件回顾

陈先生晚上下班回到家发现客厅的地面上都是水，水是从浴室内流出的，打开浴室门，眼前的一幕让陈先生大吃一惊，妻子晕倒在地，两个孩子都倒在放满水的浴缸里。他赶紧关闭了燃气热水器，打开窗户，同时拨打了120求救电话。

**怎样预防此类事件发生** **?**

1. 燃气热水器不要直接安装在浴室内。

2. 在密闭的室内洗澡，空气不流通，加上燃气热水器使用时会出现燃烧不充分的情况，产生一氧化碳，因此在使用时，尽量保持室内空气流通。

3. 避免长时间洗澡，以防晕厥。

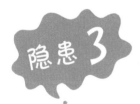

马奶奶叮嘱

使用燃气热水器，分房安装别忘记。

浴室最好要通风，小心缺氧会窒息。

避免长时间清洗，头晕心慌倒在地。

只要措施做得好，干净安全过冬季。

# 隐患 3 糊涂的爸爸

有时家长的一些行为会在不经意成间为孩子的杀手。

**事件回顾**

爸爸从工厂拿回了一些浓硫酸，打算回家清洗马桶，由于没有瓶子，就装在可乐瓶中放在了马桶旁边。孩子上厕所发现地上有一瓶"可乐"，开盖就喝。一口下去，孩子感到味道不对，有刺激感和烧灼感，立即就吐出来了，可惜一部分硫酸还是咽了下去。爸爸立即倒了白开水，让孩子漱口。哪知浓硫酸遇水变成稀硫酸，对人体的腐蚀更大。医生说，稀硫酸导致口腔、食道严重烧伤。

 **遭遇这种意外妈妈第一时间怎么办？**

毫不犹豫送医院，由医生处理。

 **此时妈妈不应该做什么？**

不应喝水和催吐，这样会使浓硫酸变成稀硫酸，对食道反复造成损伤。

**怎样预防此类事件发生**

1. 强酸、强碱一类的化学物品不要放在家里，除了误食造成损伤外，皮肤接触亦可造成损伤，而且难以治疗。

2. 如果一定要放在家中，请不要放到孩子可以随意拿到的地方。避免误食。

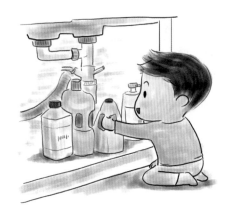

马奶奶叮嘱

化学试剂腐蚀强，家中最好不要放。

误食后果太严重，隐蔽放置高高藏。

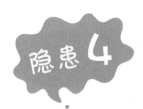

# 隐患4 外婆的错误

老年人看管孩子要特别注意，有时一个小小的错误会导致终身的遗憾。

**事件回顾**

晚上睡觉前外婆照例给外孙女洗屁股，正好做的水开了。于是外婆就把开水倒在水盆里，准备去拿凉水来兑成温水。就在外婆去拿凉水的时候，2 岁的孩子一屁股坐到了开水盆中，滚烫的开水迅速把整个会阴部、屁股烫伤，起了水泡。孩子疼得两条腿叉着不敢相碰。外婆急了，想起别人说烧、烫伤有个偏方，在烫伤处涂碱面可以止疼，就往孩子创面上撒了一把碱面。万万没想到，抹了碱之后伤情开始迅速变化，皮肤立刻变黑，把家人吓坏了，用毛巾被把孩子裹起来就往医院跑。医生说孩子的烫伤属于深 II 度。如果现场处理得当，热水烫伤经过治疗应该在 20 天左右至少一半的创面可以恢复。但是，外涂碱面以后皮肤因碱面的化学反应，导致细胞死亡，加深了创面、加重烧伤。现在创面的皮肤已经变黑、发硬，类似皮革一样，对孩子的康复很不利。再就是没有保护好水疱，现在皮肤大面积撕脱，可能需要植皮。一个小女孩的会阴被烫的这么严重，将来的生活质量一定会受到影响。

 **遭遇这种意外妈妈第一时间怎么办？**

1. 立即凉水冲洗、降温。
2. 保护好水疱送医院治疗。

**此时妈妈不应该做什么？**

1. 听信传说，在伤口上涂撒任何物质，本案例中就是涂撒了碱面造成碱烧伤。

2. 用毛巾随意包裹，造成水疱被磨破，皮肤的完整性遭到破坏，皮肤屏障失去了保护作用，更易感染，会延长治愈的时间。

**怎样预防此类事件发生**

孩子不知水的温度，往往在大人兑水的时候去玩水，意外就此发生了。所以在给孩子准备洗澡水时，应先放凉水再兑热水，这样可以有效地避免孩子被烫伤。

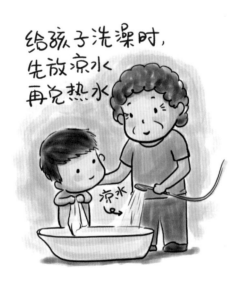

马奶奶叮嘱

洗澡兑水有技巧，预防烫伤第一条。

先凉后热按顺序，孩子一定烫不着。

听偏方、不可靠，损伤严重伤难好。

降温止疼护水疱，科学救治须记牢。

---

**小测验** ## 厕所中的隐患

妈妈跟孩子一起做吧！

### 小朋友们遇到下面的情况你该怎么办？

1. 浴缸里面很多水，浴缸中没有把手，你惊恐地抓住浴缸边。你该怎么办？
2. 奶奶在盆里放了很多热水，你可以去玩儿水吗？
3. 地上一滩水，地面太滑，你该怎么办？
4. 放在地面上的可乐瓶子能拿起来就喝吗？

### 答案：

1. 告诉爸爸妈妈在身边保护，不要离开（有条件的请安装浴缸把手或者让孩子在斜坡的儿童浴缸中洗澡，避免溺水）。
2. 不去玩盆里的热水，等家长说可以洗了再玩水。
3. 地面太滑容易滑倒，可能还会骨折，让家长擦干地面再行走。
4. 不能，问清楚可乐瓶中装的是什么，不要随便去喝。

# 致命的游戏

游戏是孩子的天性，
他们会在游戏中认识社会、提高智力、
增强体质、开心成长。
成年人会想尽办法，通过游戏来逗孩子开心，
都希望自己的孩子健康成长。
殊不知有些游戏中是隐藏着危险的，
轻则皮外伤出血、脱臼、骨折等，
重则可能会夺取孩子的性命，
所以，在这里给大家提个醒，
别让游戏成为家庭的遗憾。

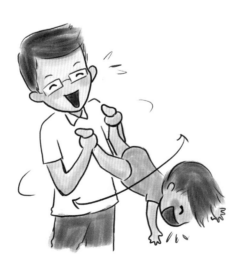

# 骑马奔跑

骑马奔跑是很多人小时候都做过的游戏，尤其是爸爸身材高大，孩子骑在爸爸脖子上在人群中特别突出，坐得高、看得远，别人都会投来羡慕的眼光，心里的自豪感油然而生。

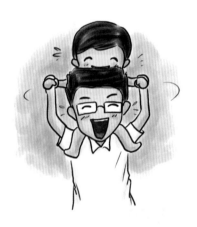

**事件回顾**

爸爸在孩子5个月的时候，从外地回来，看到宝贝儿子长的虎头虎脑的特别高兴。把孩子放在自己脖子上玩骑马奔跑的游戏，一边跑还一边上下窜动，突然意外发生！孩子的小手松开了，直接从爸爸的脖子后面摔了下去，造成左大腿骨折。小小的孩子大腿被夹板固定，只能躺在床上等待骨折痊愈。

 **遭遇这种意外妈妈第一时间怎么办？**

1. 检查一下孩子什么地方疼痛、有无肢体的畸形、红肿。

2. 把受伤部位按受伤时的状态固定在舒适的位置。

3. 拨打急救电话，送院进行进一步的诊治。

 **此时妈妈不应该做什么？**

1. 随意晃动孩子，应避免因晃动造成更大损伤。

2. 用自制夹板对已经出现肢体畸形的部位进行固定，有可能使骨折处移动，导致邻近的肌肉、血管、神经等损伤。

3. 试图将突出的骨头推入原位。

**怎样预防此类事件发生**

骑马奔跑的游戏对于一些较大的孩子可能是一种乐趣，但对于 5 个月大的孩子就是灾难了。孩子无力抓住大人的手，很容易摔下来，导致严重损伤。所以，游戏有度才能避免损伤。

马奶奶叮嘱

骑马奔跑是乐趣，站得高、好神气。

一旦双手抓不牢，立刻就会摔下去。

损伤严重先不提，处理不好可致畸。

一旦留下后遗症，心理阴影成芥蒂。

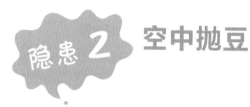

隐患2 空中抛豆

空中抛豆是个常见的游戏，看似好玩儿但却十分危险。家长让孩子仰头张嘴去接抛得很高落下来的豆子，殊不知豆子很可能会进到气管中，导致气道异物阻塞。豆子遇到温暖潮湿的环境体积会很快膨大，当完全阻塞气道后，4～7分钟可致孩子窒息死亡。

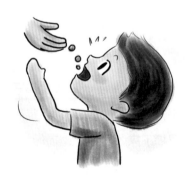

　　爸爸在家逗孩子玩儿，从高处扔一个"日本豆"让孩子接了吃。结果在扔第三个豆时，一下卡在孩子的气管里。瞬间孩子就无法呼吸，脸憋得青紫。孩子的爸爸急了，抓住孩子的双脚拎起来，孩子的头朝下，猛拍孩子的后背，一边拍一边跑向邻近的医院。因为"日本豆"的外壳是面粉，内瓤是花生豆，面粉遇温暖潮湿的环境会膨胀起来，不可能用拍背的方法把它排出来。医生用气管镜将豆取出，才避免了严重后果。

 **遭遇这种意外妈妈第一时间怎么办？**

　　1. 立即将孩子置于头低胸高的位置进行拍背，或者通过腹部冲击法排除异物，详见【餐厅中的危险·隐患3】。

　　2. 在对异物阻塞者处理的同时，应及时拨打急救电话送院抢救。

 **此时妈妈不应该做什么？**

　　1. 用手指去抠孩子的嗓子眼，对于发生了气道异物阻塞的情况根本无用，还可能将卡在喉咙处的异物捅进更深的部位。

　　2. 盲目自信，不打急救电话，导致延误治疗。

## 怎样预防此类事件发生？

向上抛豆让孩子去吃本身就是非常危险的动作，成年人做这个动作都容易出事儿，更不用提是孩子了。孩子不是成年人的玩偶，禁止成年人做此动作去逗孩子。

马奶奶叮嘱

向上抛豆耍杂技，危险动作要回避。

一旦进入气管里，孩子很难排出去。

分分钟钟把命毙，危险多多须谨记。

出现意外悔莫及，千万别玩这游戏。

隐患3 向上抛起

在日常生活中我们经常能看见家长将孩子向上抛起然后接住，反复进行。在做此项游戏时，孩子被抛向空中时的面容表情是惊恐的，然后被接住后放声大笑，孩子的情绪反复多次的出现波动。如果大人失手，孩子摔落在地，损伤就更大了。

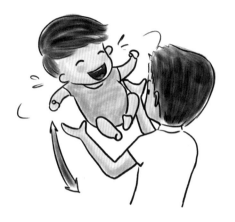

**事件回顾**

1. 爸爸为了逗 2 岁女儿玩，把孩子扔向天空然后双手接住。每次抛向天空再接住的时候，女儿都会发出"咯咯咯"的笑声。第三次抛的时候用力过猛，没能接住，孩子重重地摔在了水泥地上。后脑勺鼓起一个大包，鲜血从鼻孔不断涌出。在送医院的路上孩子身亡。

2. 4 岁的女孩娜娜是舅舅最宠爱的宝贝，每次去舅舅家里玩的时候，娜娜都要缠着舅舅玩高空抛掷的游戏。这次舅舅一边向高空抛娜娜一边走，不小心娜娜的头被撞到了门框上。当时并没有发现哪里有伤，娜娜只是哭了几声就没事了。这天娜娜不像以往那么活泼，恶心、不吃饭，一直睡觉，叫也不醒。妈妈下班后来接娜娜，舅舅说了发生的事情，让妈妈送医院看看有什么问题。没想到，到医院孩子就昏迷了。医生说，孩子头部被撞后，颅内有小量出血，因为这天没有活动，小血管处逐渐被血凝块堵住。在送孩子去医院路上颠簸，把原来堵住的小血管处再次冲开造成大出血，最终发生脑疝夺取了孩子的生命。

 **遭遇这种意外妈妈第一时间怎么办？**

1. 对头部受伤的孩子要有所警惕，特别是头部撞伤伴意识障碍（如嗜睡），一定要及时送往医院，查看有无颅内出血的情况，及时治疗。

2. 不要随意搬动和晃动孩子的头部。

3. 立即拨打急救电话，请医生尽快介入。

4. 对于意识清醒，没有明显脑震荡症状的患儿，最好在医院观察至少 24 小时，以备颅内突然大量出血来不及去医院。

 **此时妈妈不应该做什么？**

1. 对头部受创，伤情不明的患儿不做任何头部的保护，自行送院。

2. 对头部受伤的严重性估计不足，不重视。

## 怎样预防此类事件发生 ❓

禁止向高空抛掷孩子，从根上杜绝意外的发生。

马奶奶叮嘱

危险游戏会致命，惨痛教训常发生。
高空抛掷须禁止，杜绝危险保性命。

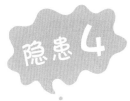

隐患 4　转圈子

转圈子就是大人抓住孩子的双手或者双脚，提起后飞快转圈。停下来后孩子头晕眼花，站立不稳，容易跌伤。

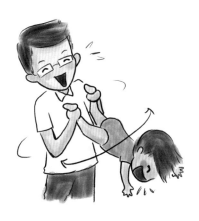

**事件回顾**

5 岁的男孩晓旭去爸爸办公室玩，好心的叔叔跟他玩转圈子游戏，结果不小心把孩子的头撞到了办公桌的桌角上。孩子当时就昏迷了。送到医院得知是颈椎骨折，因为撞击的位置比较高，损伤了呼吸中枢，不治身亡。

 **遭遇这种意外妈妈第一时间怎么办？**

不要随意移动孩子，保持受伤后的姿势，立即拨打急救电话。

**✗ 此时妈妈不应该做什么？**

不明状况抱起孩子就跑。这对于怀疑颈椎骨折的伤员是致命的。

**怎样预防此类事件发生**

禁止这种危险游戏。

马奶奶叮嘱

转圈游戏真危险，摔伤脱臼最常见。

颅内出血会致命，颈椎骨折致瘫痪。

出现问题怎么办，保持现状等救援。

乱动乱搬要禁止，急救中心送医院。

你看，一些常见的游戏会有这么多潜在的危险，所以，建议家长和其他人不要再做这样的游戏，给孩子健康成长的营造良好的环境。

 **致命的游戏**

妈妈跟孩子一起做吧！

**在家庭中这些游戏是危险的，根据您的经历，再举出 1~2 个危险游戏**

答案：

1. "坐飞机"：两个大人分别拉住孩子的手，然后悠起来奔跑。这种游戏很容易导致孩子肩关节或肘关节脱臼。

2. "拔苗助长"：人托住孩子的下巴，将头部往上拔，然后放下来，或者同时旋转，反复进行。颈椎是人的生命中枢比较脆弱，千万不能突然剧烈拉伸或扭动，一旦出现脊髓横断伤，则会当场瘫痪或者死亡。

# 藏在衣服、鞋子中的危险

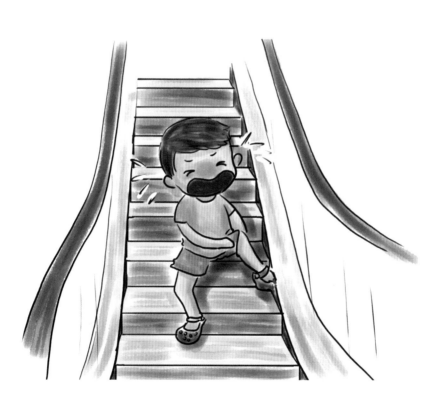

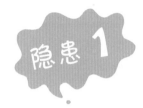

隐患 1 危险的衣服

　　五颜六色的儿童服装是家长的首选，殊不知选不好也可能成为伤害孩子的杀手。欧洲市场监察机关经常收到儿童服装细绳、束带被自行车、门、车门或游乐场设备卡住而导致严重受伤或死亡的通知。

　　伤情根据不同年龄而有所不同。比如，年幼的儿童主要因为细绳卡住脖子造成窒息而死亡。稍大儿童腰部或较低部位的细绳、束带卡在移动的交通工具上（如巴士门、滑雪、电梯、自行车等），被运行的车辆、滚梯等拖拉而受伤或造成死亡。

　　不仅国外有报道，我国儿童因为服装导致的死亡事故也时有报道。

事件回顾

　　1. 苏州一名 3 岁男孩在自动扶梯上玩耍，衣服被卷进扶梯卡槽卡住脖子，尽管孩子的父亲立即向周围店家借来剪刀，将卡住的衣服剪断，并立即将孩子送往医院，但最终还是抢救无效死亡。

　　2. 深圳 5 岁的小朋友，在滑梯上玩耍时，外套衣服上的绳带卡在了滑梯上并且勒住脖子，因电梯没有立即停住，导致窒息死亡。

3. 未满 6 岁的女孩在滑滑梯时，挂在脖子上的钥匙卡在滑梯上方一个孔槽里，导致窒息身亡。

4. 女孩在乘坐电动自行车时，围巾被绞进车轮，飞速的车突然停止，导致孩子颈椎骨折，当场死亡。

以上都是绳索惹的祸，这一幕幕惨剧提醒大家衣服上的绳索、围巾都有可能成为伤害孩子的杀手。其实，衣服里的危险还不止绳索这一种。

**事件回顾**

1. 妈妈满心欢喜地给 2 岁的女儿买了一个套头衫，不仅图案非常漂亮，高高的领口设计得也特别好，紧紧地贴在女孩儿脖子上，显得特别精神还很保暖。没想到脱衣服的时候，孩子的头太大了，衣领卡住脖子怎么都脱不下来。孩子的脸憋得紫红紫红的，喘不上气。妈妈一气之下，用剪刀剪开衣领才解了围。

2. 一个不满 4 岁的男孩上完厕所拉拉链时，"小鸡鸡"卡在拉链里，妈妈立即报警，消防官兵在 10 多分钟的努力下，终于用尖嘴钳子将拉锁处小心撬开，才解除了危险。所幸送到医院后，医生说只是包皮破损，出血、疼痛，但无大碍。

**遭遇这种意外妈妈第一时间怎么办?**

1. 遇到绳索勒住孩子的颈部时，请不要慌张，立即剪断绳索，避免导致更大伤害。

2. 遭遇拉锁卡住孩子时，先仔细看清拉锁夹住孩子身体的状况，再想办法解除，如果不能，请呼叫 119 帮助解除危机。

3. 对被绳索勒住颈部发生窒息的孩子，争分夺秒地进行心肺复苏术，并拨打急救电话。

 **此时妈妈不应该做什么?**

1. 惊慌失措。

2. 使劲儿拽绳索，很可能在慌乱中绳索越拽越紧。

3. 使劲脱衣领窄小卡住颈部的衣服，很可能导致窒息死亡。

4. 盲目拽开拉锁，导致更大损伤。

**怎样预防此类事件发生**

1. 建议妈妈不给学龄前儿童购买带绳索的衣服，特别是颈部有绳索的衣服。

2. 购买带有绳索的衣服，绳索外露的长度不要超过 14 厘米。以免被车门等夹住导致孩子窒息。

3. 孩子裤长不要太长，以免误踩造成摔倒。

4. 套头衫最大的领围应大于 52 厘米，可以预防脱衣服的时候卡住孩子的脖子，造成窒息。

5. 年龄小的男孩子不要穿带拉链的裤子。

扫码看视频
衣服带来的危险

绳索长度不要
超过14厘米

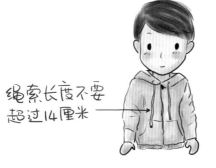

马奶奶叮嘱

小小衣服藏杀机，绳索长短有玄机。

一旦勒颈会窒息，妈妈购买要注意。

低龄孩子能力低，裤子拉锁成危机。

解除必须要冷静，别致损伤悔莫及。

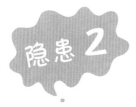

## 隐患2　危险的鞋子

洞洞鞋以它美观大方、柔软舒适、凉爽透气，百搭服装的优势，深受大人和孩子们的喜欢。特别是炎热的夏天或者去海边游玩很方便。但是，洞洞鞋也存在着巨大的危险。美国电梯专家说，因为洞洞鞋太软，且容易变形，很容易从脚上脱落，因此孩子穿着时易被电梯"齿牙"夹住，酿成惨剧！所以建议5岁以下的孩子在乘坐电梯或去游乐园时尽量别穿洞洞鞋。

**事件回顾**

　　杭州5岁男孩乘坐自动扶梯时，不小心他穿的洞洞鞋被扶梯夹住，这时电梯还在运行，孩子去拉鞋子的时候，3根手指被夹断。

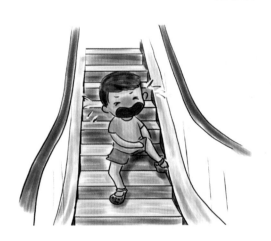

 **遭遇这种意外妈妈第一时间怎么办？**

1. 如果孩子的鞋刚刚搅进滚梯的刹那间，立即弃鞋将孩子拉出来，注意，孩子肢体已经被搅进滚梯禁止做此动作。

2. 呼叫他人立即按下滚梯在最下面的按钮，让滚梯不再运行。

3. 求救。找工作人员按标准操作方法解除孩子被夹的部位。

4. 立即包扎断端，止血。

5. 若出现断指情况，将离断的手指放在塑料袋中，外面包布，在布外面包上塑料布，放入一个加冰块的塑料袋中，保持2~3℃，送往医院进行院断肢再植，详见【厨房里的危险·隐患3】。

 **此时妈妈不应该做什么？**

1. 使劲儿拉拽孩子，希望通过这种方式把孩子拽出来，殊不知会导致更大损伤。

2. 将离断部分直接用布包住送院，因布有棉纤维，可以嵌入伤口，增加手术难度。如果天气太热，这样的处理无法保证2~3℃，使断肢不能再植。

3. 直接放在冰块或冰水中，离断部分因冻伤无法再植。

**怎样预防此类事件发生**

1. 乘坐滚动扶梯时，注意不要踩踏电梯上的黄色警戒线，避免鞋子、裙子卷进去，才是避免事故发生的关键。

2. 看管好自己的孩子，在滚梯上扶住扶手，不要乱跑，以免造成意外。

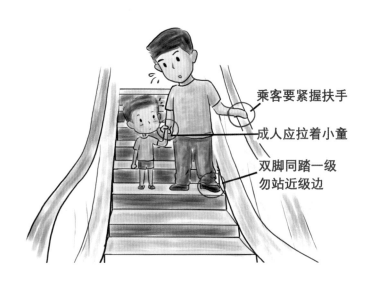

乘客要紧握扶手

成人应拉着小童

双脚同踏一级
勿站近级边

**马奶奶叮嘱**

洞洞鞋，真可爱，柔软舒适好凉快。

晴天下雨均可穿，我的选择我的爱。

上滚梯，要注意，夹进滚梯亦是灾。

避免踩在黄线上，站稳扶好防意外。

**藏在衣服、鞋子中的危险**

妈妈跟孩子一起做吧！

**1.** 买衣服注意露在外面的绳索不要超过多少厘米？

**2.** 小孩子不要穿什么裤子？

**3.** 小孩子买T恤衫领口周径不能低于多少厘米？

**4.** 乘坐滚梯时什么动作最危险？

答案：

1. 14厘米

2. ①拉锁的裤子

   ②不要太长的裤子，以免踩了绊倒

3. 52厘米，小于52厘米脱衣服时容易卡住孩子脖子

4. ①压黄线，把衣服卷进去，出危险

   ②穿洞洞鞋踩在黄线上

# 化学物质中毒

化学物质导致的中毒类型非常多，
在这里我们给大家介绍其中 3 种中毒的类型，
希望能给妈妈们一个提示，避免孩子中毒！

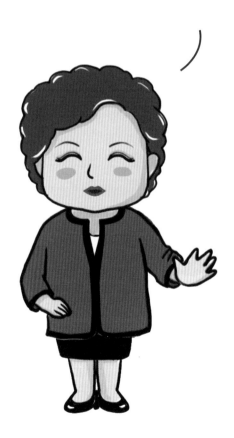

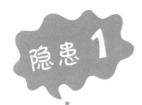

# 隐患 1 有机磷农药中毒

中国农药中毒数量大的主要原因是农药在农村广泛应用，家家户户都有。除了操作不当造成中毒外，还有一些因家庭闹矛盾，一时想不开，喝农药自杀。

有机磷品种非常多，常用的有甲拌磷（3911）、内吸磷、对硫磷、敌敌畏、乐果、敌百虫等。由于购买方便，无严格的管理制度，不少人对其危害并不了解，每年各地都会发生多起农药中毒事件。

有机磷农药经皮肤、黏膜、呼吸道、消化道侵入人体，引起中毒。高毒类有机磷农药少量接触即可中毒，吸入大量浓度过高的有机磷农药，可在5分钟内发病，迅速致死。

人接触有机磷后，一旦出现头晕、呕吐、肌肉抽搐、流口水、出大汗，严重时呼吸困难、瞳孔像针尖样大小，呼出的气体和呕吐物有蒜臭味，即为有机磷中毒。

在中毒人群中，人体对有机磷的中毒量、致死量差异很大。小儿对有机磷毒性较成人敏感，稍有疏忽可造成中毒。

**事件回顾**

一年的夏天，某医院接诊了一个5岁的小男孩，来时全身湿漉漉的，嘴里流着哈喇子，大小便失禁，呼出的气体有大蒜味，人已经昏迷。询问得知，孩子随父亲给果树喷洒农药，没有戴口罩。回家后便成了这样。经过检查发现他瞳孔如针尖大小，诊断为有机磷农药中毒。经过解毒和对症治疗，小男孩被抢救成功。原本该出院了，上午男孩等待家人来接他的时候再次出现出大汗、流哈喇子，出现有机磷中毒的情况。是什么原因造成孩子再度中毒呢？正在大家百思不得其解的时候，发现小男孩被送来的时候，身上穿的就是红色短裤，今天早上再穿上后才出现了中毒的症状。询问孩子的妈妈，得知妈妈发现用有机磷农药洗衣服，会洗的非常干净。这次孩子的裤子非常脏，妈妈就用有机磷农药加水洗了裤子。原来是这样！

有机磷农药可以通过孩子的皮肤吸收，而小孩子比成年人敏感，吸收后会再次中毒。

 **遭遇这种意外妈妈第一时间怎么办？**

1. 病情危重者来势凶猛，病情变化多，发展快。要第一时间迅速移离现场，脱去被污染的衣物。

2. 如果是皮肤接触有机磷农药，尽快用流动水冲洗。亦可以用肥皂水冲洗，敌百虫除外。

3. 用冷的肥皂水或2%碳酸氢钠溶液，彻底清洗污染的皮肤、头发。

4. 如果出现出大汗、头晕、呼吸有大蒜味等症状，毫不犹豫送医院治疗。

 **此时妈妈不应该做什么？**

1. 不该用有机磷农药洗衣服，我国特别强调使用无磷洗衣粉是防止中毒的重要举措。

2. 用温水清洗农药，这样做会加速皮肤吸收。

3. 敌百虫农药在碱性溶液中可变成毒性较强的敌敌畏，冲洗时禁止用肥皂水。

**怎样预防此类事件发生**

1. 农药必须安全存放、由专人保管不要让孩子接触。

2. 因为有机磷农药可经皮肤、呼吸道、食入造成中毒，应该避免。

3. 操作地点要远离住宅、禽畜厩舍、菜园、饮用水源。

4. 安全操作，避免药液溅到身上或农药气体被人吸入。

马奶奶叮嘱

农药家族多品种，中毒夺命不留情。

吸入食入和皮肤，进入人体三途径。

头晕出汗与昏迷，瞳孔针尖小·固定。

呼出气体大蒜味，均为中毒的佐证。

冷水肥皂来冲洗，减少吸收减病情。

肥皂冲洗敌百虫，禁用必须要说明。

管理农药专人管，安全规程来使用。

只要环节都锁定，农药中毒再不能。

## 隐患2 毒鼠强中毒

　　毒鼠强就是灭鼠药，也称"鼠没命""四二四""三步倒""闻到死"，化学成分为四亚甲基二砜四胺，是一种无味、无臭、有剧毒的粉状物。毒鼠强中毒可以导致多个器官损害，死亡率高。

　　自1984年以来，毒鼠强的应用已被世界禁止。1991年中国国家化工部、农业部发文禁用毒鼠强。

　　尽管我国已经明令禁止生产和销售使用毒鼠强，但由于灭鼠效果好，还是有人唯利是图制作和销售，这就导致了中毒发生的可能性。还有一些人泄私愤，将毒鼠强放入仇家的食品中导致中毒。

**事件回顾**

1. 有报道，云南某县一个幼儿园小朋友带着类似沙琪玛的零食去幼儿园，给小朋友们分享，不想里面竟然有毒鼠强。导致幼儿园7名儿童中毒。孩子们开始出现不同程度的头痛、头晕、乏力、恶心、呕吐、口唇麻木、酒醉感。有的孩子还说胃部像火烧一样疼，有的孩子腹泻。两名小朋友吃的比较多，突然晕倒，癫痫样大发作，全身抽搐、口吐白沫、小便失禁、意识丧失。幼儿园立即将7名孩子送到医院抢救，两名孩子抢救无效死亡。

2. 有报道，刘某跟村干部争论后被警察叫去教育，于是怀恨在心。为报复村干部，在村长亲戚家开的小卖部的冰棍上撒了毒鼠强。恰巧被村里的幼儿园买了，很快25个小朋友们有的呕吐，有的口吐白沫像癫痫一样的抽搐，还有的小朋友间歇性地尖叫，四肢强直似精神病发作。最终13人中毒，12人死亡。

 **遭遇这种意外妈妈第一时间怎么办？**

1. 报警。第一时间报警，尽快让下毒之人归案。
2. 尽快去医院洗胃与催吐。

3. 毒鼠强的死亡原因主要是因呼吸肌持续痉挛导致窒息。昏迷者侧卧位，保持呼吸道通畅。

4. 将呕吐物收集好，带到医院做标本，确认化学成分指导抢救。

5. 出现心脏骤停尽快行心肺复苏。

 **此时妈妈不应该做什么？**

1. 给中毒者吃含油食物，避免加速毒物吸收。

2. 为 3 岁以下孩子催吐，在孩子哭泣的时候大量灌水，这样会导致误吸入气管，引起窒息。

**怎样预防此类事件发生**

禁止生产和使用毒鼠强，才能从根本上保障人民群众健康。

马奶奶叮嘱

无色无味毒鼠强，化学毒物毒性强。

中毒惊厥和窒息，恶心呕吐癫痫样。

误服催吐第一桩，送院导泻和吸氧。

禁止生产和使用，人民健康有保障。

# 亚硝酸盐中毒

　　亚硝酸盐是一种常见的工业原料，也常用于食品制作加工，其外观与味道和食盐相似，所以容易误食而引起中毒，而且毒性很大，毒量为 0.2～0.5g，致死量为 3g。亚硝酸盐中毒发病急，有的食用后 10 分钟即出现中毒症状，病情进展快，死亡率高。亚硝酸盐进入人体后能使血液中正常携氧的低铁血红蛋白氧化成高铁血红蛋白，因而失去携氧能力而引起组织缺氧。

## 引起亚硝酸盐中毒的原因

　　1. 食入含大量亚硝酸盐的蔬菜（如菠菜、大白菜、甘蓝、韭菜、萝卜、芹菜、甜菜等），当这些蔬菜贮存时间长了出现腐烂，亚硝酸盐含量就会明显增高。蔬菜腐烂越重，亚硝酸盐增高就更明显。

　　2. 新腌制的蔬菜，在腌制 2～4 天后亚硝酸盐含量增高，7～8 天达到最高。同时与食盐浓度及腌制的温度也有一定关系，因此腌制蔬菜在 8 天以内，食盐浓度在 15% 以下时，易引起亚硝酸盐中毒。变质腌菜中亚硝酸盐含量最高。

　　3. 常见中毒病人，多是由于烹调食物时，误将亚硝酸盐作为食盐。

　　4. 饮用含亚硝酸盐含量较高的井水。

近年来，亚硝酸盐中毒的事件多有发生，有的是因误食、有的对亚硝酸盐中毒的后果不了解，用它代替食盐导致中毒。有的是泄私愤导致无辜人员中毒。

**事件回顾**

1. 某厂用工业用盐代替食用盐生产万箱酱油被查处。

2. 某地使用工业盐腌制咸鸭蛋。

3. 奶奶老眼昏花，误将工业用盐当成碱面做馒头，导致全家６０人亚硝酸盐中毒，幸亏救治及时，没有导致死亡。

 **遭遇这种意外妈妈第一时间怎么办？**

1. 认识亚硝酸盐中毒的临床症状。看到孩子吃东西后出现全身乏力、心慌、气短、腹胀、口唇及指甲青紫，应想到是亚硝酸盐中毒。严重者可出现痉挛、抽搐、血压下降、大小便失禁、昏迷，死亡率高。

2. 立即报警，追根溯源，查找来源。

3. 催吐，减少毒性吸收。

4. 紧急送院抢救！

## 怎样预防此类事件发生 ?

1. 提高对有毒物质的防范意识，不吃腐烂的蔬菜和食用大量刚腌制的蔬菜。

2. 不喝苦井水，不用苦井水煮饭、和面。

3. 严禁将亚硝酸盐与食盐混放在一起存放，防止错把亚硝酸盐当食盐或碱面用。

4. 购买符合国家卫生标准的肉制品，不吃硝酸盐或亚硝酸盐含量较高的腌制品。

5. 亚硝酸盐容器应有醒目标识。

 马奶奶叮嘱

工业用盐似食盐，外观口味难分辨。

一旦误食工业盐，中毒全身现紫绀。

心慌头晕呼吸难，死亡率高太危险。

发现中毒不犹豫，立即送人去医院。

预防重要避在先，免除中毒可借鉴。

苦井水、烂咸菜，亚硝酸盐当碱面。

瓶子外面写标识，用盐之前看一看。

这些危险要避免，保护家人的安全。

**化学物质中毒**

妈妈跟孩子一起做吧!

1. 我们在这篇章节中介绍了几种化学中毒?

　　A. 1 种　　　B. 2 种　　　C. 3 种

2. 对于农药中毒,下面处理哪种是错的?

　　A. 吸入高浓度农药会导致窒息,赶快送医院

　　B. 皮肤吸收的,立即用冷的肥皂水冲洗干净,然后去医院

　　C. 敌百虫沾到身上,可以用温水加肥皂水冲洗

3. 毒鼠强中毒哪几种做法是错误的?

　　A. 给 3 岁内的小孩压舌根催吐

　　B. 送医院治疗

　　C. 使劲按住他,不让他抽搐

　　D. 对昏迷的人掐人中

4. 怎样避免亚硝酸盐中毒?

　　A. 不短时间内吃大量叶子菜

　　B. 腌制咸菜要在 14 天后再吃

　　C. 不喝苦井水,不吃苦井水做的饭

　　D. 购买国家卫生标准的肉制品

　　E. 不把工业用盐放在家里,以免误食中毒

答案:

1. C　2. C　3. A、C　4. A、B、C、D、E

# 交通事故

有一句话说的特别准确，
世界上没有人人一定会得的疾病，
只有创伤是例外。
是的，无论是出行遇到交通事故还是运动中受
到的意外，谁身上没有受过伤呢？
伤害就在我们身边！

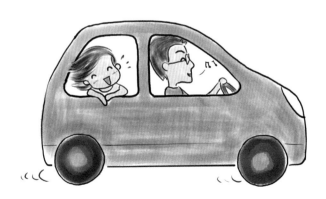

在我国，每年死于伤害的 1～17 岁儿童青少年大约有 8 万人。伤害主要包括：溺水、交通事故、跌落、中毒、烧烫伤。其中交通事故排在溺水之后的第二位。每年超过 1.85 万名 14 岁以下儿童死于道路交通事故，每天约 50 人死于车祸，3/4 的孩子是在道路上受伤。

**交通事故伤的特点：**车祸发生时不是单一的碰撞，而是一系列撞击：

➢ 汽车与障碍物的碰撞，人体与汽车内部碰撞，此时创伤开始。可造成肌肉挫伤、裂伤，肋骨与大腿骨、小腿骨骨折。

➢ 人体内脏与突然停下来的人体外部框架相撞，致命伤往往在此时的撞击中发生。此时心脏会撞击胸部内侧；大脑向前冲，撞到颅骨……时间短、死亡率高。

**隐患 1　乘车时的悲剧——被家长忽视的安全座椅**

**事件回顾**

放假第一天，一家人打算开车出去兜风，妈妈抱着 3 岁的儿子坐在副驾驶上，没有系安全带。突然一个小伙子骑车横穿马路，老公一脚急刹车，避免了一场伤人事件。车停的那一刹那，副驾驶的气囊"砰"的一声弹出来，打在妈妈和儿子的身上，妈妈右脸多处骨折，右眼受伤，3岁的儿子被炸开的气囊盖碎片割伤颈动脉，鲜血直流，当场死亡。

 **遭遇这种意外妈妈第一时间怎么办?**

**1. 如果妈妈没有受伤：**

（1）立即检查孩子什么地方受伤，对症处理。

（2）有出血的可以进行止血，有皮肤破损的可以进行包扎止血。怀疑骨折的，将骨折部位按受伤时的状态固定，不要试图进行骨折复位，以免造成更大的伤害。

（3）严重的损伤或者自己无法处理的损伤，尽快呼叫急救中心，送医院诊治。

**2. 如果妈妈受伤了的话：**

（1）轻者，处理好自己的伤口，马上给孩子处理。

（2）重者，自身难保什么也做不了。如果还能拨打电话，尽快求援。

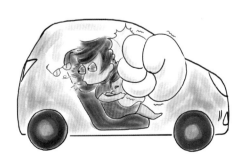

**此时妈妈不应该做什么？**

随意搬动孩子，以免造成更大损伤。

**怎样预防此类事件发生**

实验证明：若汽车以 60km/h 的时速行驶时突然受撞，车在 0.2 秒内停住。安全气囊瞬间会以 300km/h 的速度弹出，其撞击力约 180 公斤。如果击中人体最脆弱部位，如头、颈、胸部等部位，会造成严重损伤。

很多人认为，坐车的时候我抱着孩子是很安全的，即便发生意外我也可以抱紧，小孩才几公斤，应该没问题。其实不然，有测试显示，当汽车以五六十公里的时速紧急刹车时，要想抱住一个 3 岁大、体重为 12 公斤的孩子需要约 150 公斤的力量，这么重的力量，妈妈根本无法控制。人的本能会将双手向前撑住试图固定自己，此时双手是松开的，又怎么能保护孩子呢？

1. 家长要增加风险意识，了解车祸的危险性，避免受到伤害。

2. 很多国家规定 12 岁以下的孩子强制执行禁止坐在副驾驶座位上。出于安全考虑，妈妈必须要加强风险意识，不要抱着幼儿坐在副驾驶。

3. 12 岁以下的孩子，应坐在后排座，并且安装儿童安全座椅。儿童安全座椅要选择高质量经"3C"认证的，根据不同年龄（月龄）配置不同规格的安全座椅，并严格按照使用说明安装。

婴儿应使用专用的提篮式安全座椅，且必须放在后座上反向安装，按要求设置倾斜角度，保证孩子头部不往下坠。

正确使用儿童安全座椅。可使得婴儿有效降低 70% 以上伤亡率，4 到 7 岁的儿童可降低到 59% 以上的死亡率，有效地预防伤亡。

马奶奶叮嘱

交通事故来太快，措手不及致伤害。

安全座椅勒紧带，确保儿童少伤害。

上车必须固定好，不怕车晃和摇摆。

开开心心去旅游，安安全全回家来。

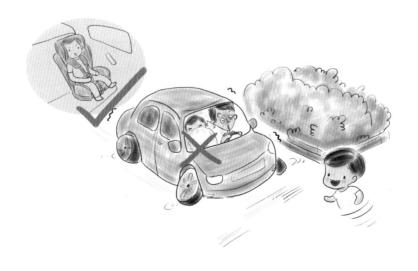

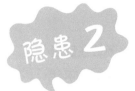

## 隐患2 乘车时的悲剧——"挥鞭样损伤"

**事件回顾**

爷爷开车带6岁的孙子出去玩，孙子坐在后排座睡着了。车子在高速公路上行驶，突然前面的车急刹车，爷爷也立即急刹车，车从快速状态突然停止，由于惯性的作用，孙子的头颈部就像鞭子一样甩了一下。爷爷看了看孙子没有什么外伤的表现就放心了，可是孙子嚷嚷着说脖子后边疼，不能动脖子，一动就更疼，连带着头也疼，好像看东西还有些模糊。爷爷以为是吓着了，并没在意。回家后，孩子老是歪着头，不愿意把头正过来，说这样头颈部疼痛会减轻些。全家人都没在意以为是落枕了，过两天就好了。直到第三天孩子觉得上肢麻木无力，去医院检查得知是车祸时孩子的头颈部因挥鞭样损伤导致颈椎错位。

所谓挥鞭样损伤就是头颈产生突然的过伸及过屈的作用力，导致颈椎错位，严重的还会导致颈椎骨折即颈髓损伤。

**遭遇这种意外妈妈第一时间怎么办?**

1. 全面检查伤情,最好不要遗漏。对外伤后出现颈部疼痛、胳膊抬不起来等症状的要特别注意有无颈椎半脱位。

2. 根据孩子受伤情况采取包扎、止血、固定的急救方法。

3. 对无法判断、无法处理的情况,拨打急救电话,第一时间去医院。

 **此时妈妈不应该做什么?**

1. 麻痹大意,耽误治疗。

2. 试图扭转患者头部,随意晃动孩子的头颈部,这些错误的方法都会使颈椎脱位更严重,有造成瘫痪的可能性。

3. 送医院时途中颠簸。

**怎样预防此类事件发生**

1. 开车速度别太快,反应速度必须快。注意和前车保持安全的行车距离,避免突然刹车导致的损伤。

2. 学会防御姿势,在突然发生的车祸时,能保证脖子不被甩了鞭子。

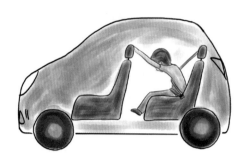

马奶奶叮嘱

甩鞭子、太可怕，颈椎骨折危害大。

脖子疼痛上肢麻，固定头颈别动啦。

情况不明别推拿，立即医院去检查。

防御姿势要学会，突发事件咱不怕。

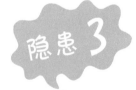 倒车造成的惨剧

事件回顾

　　有报道称，在村子里，这家人开了一个木器加工厂，日子过得富裕，生活和睦，很受村里人羡慕。这天，爸爸和姥爷几个大人都在忙着往车上装木料，装好木料后，妈妈驾驶着装满木材的小型货车准备出门送货，在倒车过程中不慎将自己3岁的小女儿撞倒，孩子的头部被车轮碾压，

虽经医院全力抢救，仍无力回天。本来 3 岁的小女儿是由姥姥看管，因为忙大家都要搭把手，就把小女儿交给 6 岁的大女儿来看管。让人没想到的是姐姐一个没看住，妹妹就跑到了车后面，恰巧赶上妈妈倒车，导致了悲剧的发生。

## 怎样预防此类事件发生

1. 倒车应该非常小心，尽管车速慢，由于车身遮挡，会有一定的盲区。特别是小孩子身材矮小，倒车时很难被发现，导致被轧死亡的事件屡见不鲜。

2. 千万不要依赖倒车影像、倒车雷达及自动泊车等装置，这些都无法 100% 保证不会出现倒车误撞事故的发生。所以在倒车之前，司机必须先下车看看有没有人站在车的周围，特别是车身盲区的地方，没有人再倒车就不会发生惨剧。

3. 调高司机座位，倒车时视野开阔。调整好后视镜，倒车时要左右照顾到。

4. 把 3 岁的孩子交给 6 岁的姐姐看管是非常危险的，特别是在有车辆行驶的院子里。未成年人没有自我保护的意识，一旦出现意外，6 岁的孩子不可能去规避风险，更谈不上怎样去保护妹妹。

**别让汽车盲区伤害到孩子**

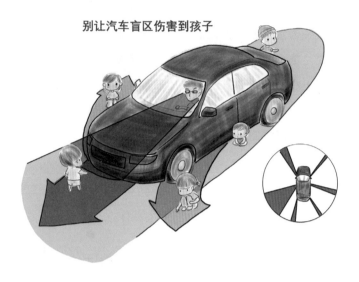

马奶奶叮嘱

倒车必须要注意，下车检查不忘记。

盲区无人才行驶，以免意外躲不及。

司机座位别太低，开阔视野心有底。

后视镜、看仔细，突发意外可规避。

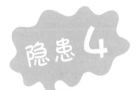 隐患 **4** **开车门导致的损伤**

**事件回顾**

爸爸送 5 岁的儿子去兴趣班学习画画，到学校门口车刚停下，儿子就迫不及待地开门向学校跑。就听"砰"的一声，有人"啊"的叫了起来。原来是儿子开车门的时候，没有先向后看，车门突然打开，路边骑车人毫无防备地摔下车来，右手腕着地后造成粉碎性骨折。

怎样预防此类事件发生

教育孩子开车门的要点，避免出现此类的惨剧。

马奶奶叮嘱

开车门、向后看，无车无人才安全。
避免撞车和撞人，防止意外都安全。

## 隐患5 汽车行驶中孩子的危险动作

事件回顾

5岁的女孩美美坐在家里刚买的小轿车里兜风，突然看到自己的小朋友在路边行走，就把车窗按了下来，让爸爸开慢点。伸出头去，大声喊叫她的小朋友。就在这时，一辆摩托车飞快地从车旁经过，撞到了孩子的头部。

## 怎样预防这样的事故发生 ?

1. 车辆行驶时，突然将头或身体的任何部位探出车外都是非常危险的，一定会造成伤害。但孩子对此潜在的危险并不知晓，家长要提醒孩子坐车时要避免这种危险动作。

2. 如果爸爸锁住了车窗，孩子就没有机会将车窗打开再探出头去。自然就会避免事故的发生。

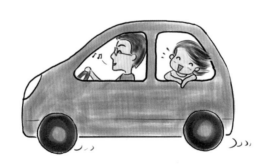

马奶奶叮嘱

车辆行驶防意外，锁住车窗打不开。

身体无法伸窗外，避免横祸突袭来。

提前教育要做好，有效避免生灾害。

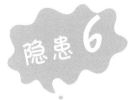

# 孩子留在车内的遗憾

最近，把孩子遗留在车里造成孩子死亡的惨剧经常发生，这是因为人们普遍对此危害不了解造成的。特别是在炎热的夏天，不少人带着孩子出去办事，以为办完事很快就回来，把孩子留在车里问题不大。但往往是这样的疏忽大意，可能会要了孩子的性命。

**事件回顾**

1. 2岁女孩坐在亲戚家车后座睡着了，亲戚下车时忘记后座上还有孩子，次日妈妈找孩子，发现孩子已死在车内。

2. 3岁半男童被遗忘在车内，因高温脱水死亡。

3. 4岁女孩在车内睡着了，妈妈把孩子锁在车内去办事，认为这样会安全一些。1个小时后回来时，发现孩子已经死亡。女孩的手、脚皮肤被磨破，显然是逃生无门造成的。

 **遭遇这种意外妈妈第一时间怎么办？**

1. 孩子若为中暑导致昏迷，立即将孩子移到阴凉通风处。

2. 解开衣领、腰带保持呼吸道通畅。

3. 立即拨打急救电话，由医生药物降温。

**怎样预防此类事件发生**

1. 增强风险意识。研究结果显示，当室外温度达到 35℃，阳光照射 15 分钟，封闭车厢里的温度就可升至 65℃。

2. 禁止在炎热天气里，将孩子独自留在车内。

马奶奶叮嘱

夏日车内温度高，留在车内好难熬。

孩子被困在车内，能力有限多难逃。

家长一定要知道，封闭车内空气少。

死神很快就来到，窒息中暑命难保。

## 隐患7 横穿马路留下的遗憾

事件回顾

1. 5 岁小女孩独自在家门口玩球，突然球滚向了路中间，孩子跑去追球的时候，一辆大货车正好从此路过，司机对突然出现的孩子来不及躲闪，瞬间将孩子撞出十几米远，孩子当场死亡。

2. 妈妈横过马路从来不走人行横道，为图方便经常翻越路边的栏杆。一天妈妈带着孩子打算走近路，不想出了车祸，孩子被挂在护栏上动不了，一辆车刚好从此路过，把孩子拖带出去5米远。万幸的是孩子只是一侧身体多处软组织损伤、大面积擦伤，没有威胁生命。

3. 在一条农村小道上，没有人行横道，奶奶带孩子横过马路时，孩子手里的气球飞了，孩子去追气球的时候，奶奶看到对面来了一辆摩托车飞快地向这边行驶，奶奶边追孩子边喊："来车了，别跑了！"一把没抓住，孩子被摩托车撞倒，造成大腿骨折。

### 怎样预防这样的事故

1. 家长是孩子的榜样，要以身作则遵守交通规则。让孩子从小养成良好的出行的习惯。

2. 教育孩子过马路要严格遵守交通规则，走人行横道。在大人带领下过马路，小心谨慎。红灯停、绿灯行，有效地预防事故发生。

3. 孩子缺乏自我保护的能力，家长要教育孩子"一看、二慢、三通过"，做好自我保护。

4. 过马路时要注意力集中。在通过没有设置红绿灯的路口处，要先向左看有没有危险，没有车辆行驶可继续过马路，到马路中间向右看一看道路是否安全，有没有行驶的车辆，再判断此时自己能不能有绝对把握安全通过。

5. 在通过不平整的路面时应绕开，以免摔跤出意外。

6. 不要长时间在路中间逗留、玩耍。

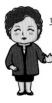

马奶奶叮嘱

横过马路要小心，红灯停、绿灯行。

过街天桥地下道，人行横道要看清。

随意跨越隔离带，非常危险丧性命。

更有甚者胆子大，马路上面滑旱冰。

事故来临躲不及，伤害自己和他人。

学龄前、智障者，出门应有人带领。

家长行为做表率，孩子遵法才养成。

人人遵守交通法，交通事故难发生。

隐患 8  骑车带孩子要当心

骑自行车是既环保又健身的良好出行方法，骑车带孩子存在一定的危险。

**事件回顾**

1. 爸爸骑车带孩子去给姥姥过生日。不慎 3 岁女儿的脚一下卡到车轱辘里。车子一歪，两个人都从车上摔了下来，孩子疼的大哭，脚上冒出了鲜血。姥姥家去不了，而是转身去了医院。

2. 妈妈骑电动车，后衣架上依次带着 3 岁的女儿和 6 岁的儿子。为了躲避前面的障碍物，妈妈紧急刹车，由于惯性坐在最后面的男孩毫无防备地从车上掉了下来，摔在马路上。紧跟在他们后面的小轿车同方向驶来，不断地按喇叭，显然是来不及刹车了。幸亏孩子反应快，连滚带爬地爬向路边，才避免了被车撞。

3. 爸爸骑车送孩子去幼儿园，路上有个较大的土堆，爸爸冲过去后，就觉得车子轻了，然后听到路边的土沟里有人在哭。下车一看，原来是自己的女儿在沟里，所幸只是孩子的屁股摔疼了，没有造成其他损伤。

 **遭遇这种意外妈妈第一时间怎么办？**

1. 如果孩子的肢体被车轮卡住了，要小心地将其从车轮里取出来，观察孩子受伤情况作出相应的处理。

2. 用身边可用的物品，对受伤部位进行包扎、止血。

3. 严重的或自己判断不清的伤情，要尽快去医院处理。

 **此时妈妈不应该做什么？**

　　孩子的脚被卡在车轮里，孩子哭，妈妈心急，往往生拉硬拽地把肢体从车轮里拽出来。如果孩子已经骨折，生拉硬拽会导致骨折的断端移位，将周围的组织、神经、肌肉及血管破坏，造成二次损伤。

**怎样预防这种事件**

　　看到如此多的骑车带孩子的事故，提醒家长为了孩子的安全，一定要遵守交通法，不要骑车带孩子。

马奶奶叮嘱

　　　骑车带孩出意外，伤轻伤重都不该。

　　　如若遵守交通法，安全出行灾不来。

**交通事故**

妈妈跟孩子一起做吧!

1. 请说一说开车时妈妈这么做对不对?

A. 开车打电话

B. 开车注意力不集中

C. 让 12 岁以下的孩子坐在副驾驶位置

D. 抱着小孩子坐在副驾驶位置

2. 请说一说坐车时孩子这么做对不对?

A. 坐在副驾驶

B. 开窗把身子探出车外

C. 在车上打闹

3. 请指出大人骑车带孩子有哪些危险?

4. 过马路时哪一种方法是对的?

A. 看红绿灯指示,在大人的引领下走人行横道

B. 不用看红绿灯指示,只要是人行横道可以随便走

C. 过街天桥太远,就近翻越隔离栏,节省时间

D. 我长大了,可以独自横穿过马路

5. 开车门时,怎样是安全的?

A. 先从后视镜处看看后面有没有车和人,如果没有再开门

B. 只要慢慢开车门,保证没问题

C. 不用小心,开门就可以

6. 倒车时有几个注意点您知道吗？

A. 先下车看看车的四周有无人在活动，清场后再倒车

B. 了解自己车的盲区点，调整好驾驶员的座位，保证在高位，看得清楚

C. 调整好后视镜，左、右照顾到，避免出意外

7. 请找一找哪些地方是盲区，你该怎么办？

别让汽车盲区伤害到孩子

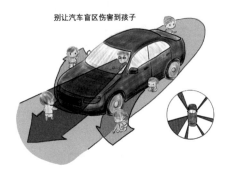

答案：

1. A、B、C、D

2. A、B、C、D

3. ①脚别在车轮里

　　②可能大人下车时把孩子骗腿摔下来

　　③出现突发事件家长难以保护孩子

4. A　　5. A　　6. A、B、C

7. ①不在车辆周围玩。

　　②听到车辆发动机响，立即离开车辆周围。

# 遭遇恶劣天气

让我们看看恶劣天气中
有哪些伤害吧!

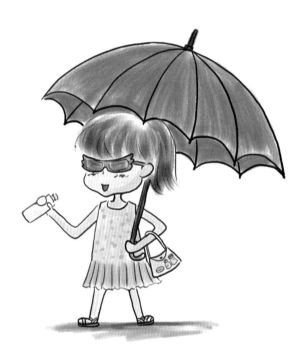

隐患 1 中暑

人的体温需要恒定在 37℃左右，才能保证生理机能正常运行。这主要靠产热和散热来完成。产热（运动、进食）主要是靠能量代谢和肌肉收缩。散热主要靠辐射、蒸发、对流和传导（出汗）。

中暑是指在高温环境下，人体不能正常地调节体温，发生的一组机体代谢紊乱的急性症状。中暑分成轻症中暑和重症中暑，其中重症中暑严重威胁生命，死亡率高。

重症中暑分为：热射病、热痉挛、热衰竭，有时在同一人身上不是单一型中暑，也可出现混合型。

1. **热痉挛**　大量失水和失盐，引起的肌肉疼痛性痉挛。

2. **热衰竭**　严重脱水和电解质紊乱，引起的周围循环血量减少，引起颅内暂时性供血不足而发生昏厥。

3. **热射病**　是指因高温引起的人体体温调节功能失调，体内热量过度积蓄，从而引发神经器官受损。患者出现高热、无汗、口干、昏迷、血压升高、呼吸衰竭等现象，体温达到 40℃以上、皮肤干热无汗、神志障碍、脏器衰竭等。死亡率达 5%～30%。

**遭遇这种意外妈妈第一时间怎么办?**

1. **轻症中暑** 脱离高热环境,将孩子放到阴凉通风处,宽衣解带,迅速降低体温,给予含盐清凉饮料。

2. 一旦出现热射病,在就地抢救的同时,要毫不犹豫地、争分夺秒地通知附近的急救中心或医疗机构,由医生通过药物降温和对症治疗来抢救生命!

3. 出现心脏骤停者,立即行心肺复苏。

 **此时妈妈不应该做什么?**

1. 开空调或在身体周围放冰块降温,室内温度过低会使皮肤血管收缩,无法散热。达不到给中暑之人降温的目的。

2. 喝冰水,会使胃肠道血管收缩,不仅无法降温,还会导致孩子肚子疼。

**怎样预防此类事件发生**

能够导致中暑的原因为以下两点。只要规避这些危险,就可有效地预防中暑了。

1. 温度超过 35℃时进行户外活动,而无足够的防暑降温措施。

2. 气温虽然没有超过 35℃,但空气中湿度较高或通风不良使身体散热减慢甚至不能散热,也可以导致正常健康人中暑。

## 预防中暑措施

1. 幼儿因身体的各系统发育不够完善，体温调节功能差。在湿度较高的天气里，尽量不要让孩子出门玩耍。

2. 夏天出门时要做好防护，不要让孩子长时间暴露在阳光下。特别是中午 12 点到下午 3 点，太阳光最强的时候。

3. 出门要带遮阳伞，遮阳帽。

4. 穿着浅色、透气服装，利于散热。

5. 别等口渴了才喝水，要不断地、小量地、随时补充水分。

6. 随时带上防暑药，如十滴水、清凉油、风油精等，准备急用。

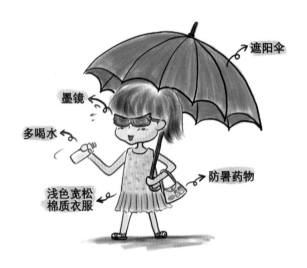

马奶奶叮嘱

防中暑

夏天潮湿气温高，严防中暑第一条。

不在烈日下玩耍，出门遮阳要戴帽。

淡盐水、酸梅汤，解暑补水是妙招。

一旦中暑快求救，送到医院去治疗。

---

防太阳灼伤

烈日炎炎当空照，皮肤晒伤真难熬。

红肿疼痛起水疱，凉水冲、快上药。

风油精、烫伤膏，局部涂擦早治疗。

身着浅色衣和裤，旱伞遮阳晒不着。

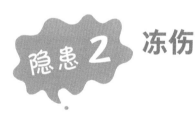

# 冻伤

冻伤是由于寒冷潮湿作用引起的人体局部或全身损伤。人在气温 0℃ 左右时，在没有良好的保暖设备的情况下，进行户外活动或者穿着过紧或潮湿的鞋靴时最易发生。

**局部症状：**冰凉、苍白、坚硬、麻木；红肿、刺痛、灼痛、水疱；皮肤由青紫色、灰白色转为黑色。

**冻伤常侵害：** 面、鼻、耳廓、肘、前臂、腕、指、趾、踝等暴露的部位。如果陷于积雪之中可伤及臀、腹壁、外生殖器（主要为男性）。

 **遭遇这种意外妈妈第一时间怎么办？**

1. 迅速脱离寒冷环境，尽快复温。将冻肢浸泡于40℃温水中，直至皮肤转红。面部冻伤可用42℃水温，无温水者，救护者将伤者冻伤部位放在腋下、腹或胸部，用自己的体温帮助复温。

2. 可在冻伤的局部涂呋喃西林等冻伤膏。

3. 最好到医院检查治疗。

 **此时妈妈不应该做什么？**

用火烤、雪搓、冷水浸泡、酒烧或猛力捶打患部，这样会加重病情。

**怎样预防此类事件发生**

1. 天气寒冷的时候出门要做好保暖，穿保暖服，戴口罩和手套。

2. 三不原则：不穿潮湿的鞋袜、不穿过紧的鞋袜、不长时间静止不动。

3. 三勤：勤活动手脚、勤揉搓颜面、勤用热水烫脚。

马奶奶叮嘱

十冬腊月北风寒，出门活动须保暖。

棉衣手套戴口罩，三不三勤记心间。

不要滑野冰

寒冬腊月大冬天，湖面结冰亮闪闪。

十五厘米冰层厚，冰场滑冰才安全。

早春二月天转暖，冰面融化很危险。

一旦掉进冰窟窿，冻伤溺水难生还。

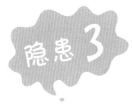

# 隐患3 遭遇雷电

闪电瞬间足以击毙在电路中的任何生物体。外出旅游时，要特别注意防范。

雷电喜在高处放电，故高楼都在高于楼房的位置安装了避雷针。因此，雷雨天骑车、使用金属杆雨伞、雨天下河游泳、在高处避雨、在有金属矿床的河边停留、在孤立的大树下避雨均可能遭遇雷电。

总之，到比较低的地方避雷是安全的。但要避开高压电线，双脚合拢蹲下，脚下最好放置塑料袋绝缘，尽量降低身体、低头，避免凸出而被闪电直接击中。

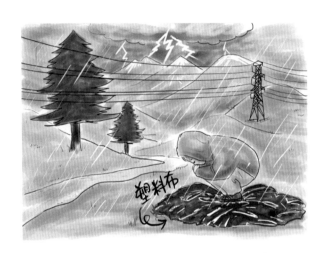

塑料布

雷雨天应尽快进屋或车内躲避，如无法进入房屋或车内且和其他人一起避雷，彼此之间要保持一人高（长）的距离，以免如多米诺骨牌一样遭连击。

 **遭遇这种意外妈妈第一时间怎么办？**

1. 尽快领孩子进屋或车内躲避，直至雷雨完全停止，否则不要出来。

2. 如果在山上，请尽快向山下转移。

3. 对心脏骤停者，第一时间行心肺复苏。

4. 呼叫急救中心，尽快医生介入治疗。

 **此时妈妈不应该做什么？**

1. 雷雨天带孩子上山旅游。

2. 雷雨天在河边逗留或有金属矿床的地面上停留。

3. 雷雨时与孩子抱在一起，只要一个人被雷击中，两个人均被击。

4. 雷雨天在野外游泳。

5. 在树下避雷雨。

## 怎样预防此类事件发生

1. **学**　学习雷电知识，了解保护的方法。

2. **听**　出门前听天气预报，如果预报有雷雨，尽量不带孩子出门。

3. **观**　学习观察云的变化。

4. **断**　雷雨天在家尽量切断电源。

5. **救**　学会急救知识和技能，第一时间相救。

马奶奶叮嘱

雷天危险要预防，躲进房间关门窗。

金属管道须远离，家用电器要关上。

太阳能的热水器，暂不洗澡防雷伤。

野外快进山洞里，汽车里面把身藏。

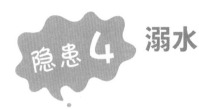

# 隐患4　溺水

溺水是导致我国儿童伤害死亡的首位原因。6～8月是儿童溺水的高发季节，此时正值孩子放暑假，家长监管不力。

溺水主要是因为失足落水或者游泳发生的意外，死亡的进程很快，一般4～7分钟导致死亡，孩子不到2分钟就会死亡。抢救必须争分夺秒。

**事件回顾**

1. 某村里的孩子们在水井边玩耍，4岁的小妮跟在后面跑。突然，意外发生，小妮被绊倒了一头扎在井里。大孩子们赶快叫大人来救，当大人们把孩子从井里捞出来的时候，距离孩子掉进井里已经半个小时了，没能挽救孩子的生命。

2. 在一个大学游泳馆内，5岁小孩跳入深水池游泳，继而出现溺水迹象，直到小孩被救上岸，家长甚至都不知道发生了什么事。

3. 4岁女孩随着爷爷奶奶到村边的河里去钓鱼，正当大家祝贺爷爷钓上来一条大鱼的时候却发现女孩不见了。最后还是在离钓鱼处100米的水草边发现了已经溺亡的孩子，同时在水草边上的还有女孩最喜欢的玩具娃娃。显然是女孩在河边抱着娃娃玩水，不小心娃娃掉入水中，孩子在捞娃娃的时候，滑进河里，最终溺亡。

 **遭遇这种意外妈妈第一时间怎么办?**

1. 尽快将孩子捞上岸来，刻不容缓!

2. 救人四优先:

（1）**岸上优先**: 尽量不下水，特别是不会游泳的救护者。

（2）**工具优先**: 就近寻找救生器材，如救生圈、救生衣、绳索、竹竿、浮板等，将其抛给溺水者，指导溺水者使用救生器材，将其救上岸来。

（3）**团队优先**: 多人施救，既安全效果又好。

（4）**信息优先**: 即求助优先，通过喊人或手机报警求救。

3. 检查孩子身上有无划伤，进行止血、包扎。

4. 如果心脏骤停，要立即心肺复苏。先吹 2～5 口气，然后进行胸骨下半段按压 30 次，吹两口气的比例（30：2）进行心肺复苏。

5. 尽快拨打急救电话，让医生尽快介入抢救治疗。

 **此时妈妈不应该做什么?**

1. 带孩子去水边玩耍，特别是在无人看管的水域，水草较多的水域。

2. 放松对孩子的监管。

## 怎样预防此类事件发生 **2.**

1. 学会游泳，掌握基本的溺水自救互救的技能。

2. 儿童要在成人陪伴下去有救生员看护的正规泳池或海边游泳。从事水上活动应穿救生衣，以维护自身的安全。

3. 在设有救生员值勤的水域活动，且听从指导并不要超越警戒线。

4. 在深水区不要用充气式浮具玩水（如游泳圈、泳床等），有时会因漏气或脱落而发生溺水。

5. 七不原则

（1）不在设有警示标志之处或围起栏杆、篱笆等具有危险性的水域玩。不在水井口或家中水缸、澡盆旁边嬉水玩耍。

（2）不到工地水坑、水塘、水库、楼顶水塔、水池、江边、小溪等不明水情的地方玩水。

（3）不在台风天、暴雨天、风浪大时玩水。以免发生意外。

（4）不去不熟悉的地方游泳。

（5）不去照明不全的地方游泳。

（6）不搭乘超载的船只。

（7）不在饥饿、疲劳的情况下下水。

6. 做好公共区域的防范

（1）加强安全教育，在水塘四周设置围栏，给水井、水缸等蓄水容器加盖。

（2）确保游泳场所有救生人员在场，穿戴漂浮器具，加强救治等。

（3）预防低龄儿童溺水，看护人应加强对儿童的监管。

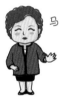

马奶奶叮嘱

游泳健身好运动，意外发生要人命。

小孩需要成人领，正规场所去游泳。

野地水草太茂盛，无人监管怎救命。

堵住溺水的源头，确保意外不发生。

## 小测验 遭遇恶劣天气
### 妈妈跟孩子一起做吧！

1. 什么情况容易中暑？

　A. 气温高于 35℃，未做防暑保护，长时间在户外活动

　B. 气温不足 35℃，但空气湿度大，也可以中暑

2. 你知道户外活动预防冻伤的三不、三勤是什么吗？

3. 试着说一说什么是防雷击的学、听、观、断、救？

4. 雷雨天跟别人在外面一起避雷，为什么两个人的距离要保持一人身高那么长？

5. 你知道小孩子游泳要注意什么？

**答案：**

1. A、B

2. 三不原则：不穿潮湿的鞋袜、不穿过紧的鞋袜、不长时间静止不动。

三勤原则：勤活动手脚、勤揉搓颜面、勤用热水烫脚。

3. 学　学习雷电知识，了解保护的方法。

听　出门前听天气预报，如果预报有雷雨，尽量不带孩子出门。

观　学习观察云的变化。

断　雷雨天在家尽量切断电源。

救　学会急救知识和技能，第一时间相救。

4. 避免一人被雷击，别人像多米诺骨牌一样连带被击中。

5. ①在大人的带领下，去有水上安全员的正规游泳池游泳。

②去海边游泳时，要穿戴好救生圈，在大人的视线下游泳。

③不去没人看管的地方游泳。

④不在饥饿疲劳的情况下游泳。

⑤几个小朋友不能结伴去游泳，因为孩子无力识别危险和救人。

# 出行防咬伤

越来越多的城市人为了强身健体、寻求刺激
会进行一些野外活动，
这也成为了现代人的生活方式之一。
在千变万化的自然界中，
不可预见的灾害随时都可能发生。
被动物咬伤是很常见的，
有些人被动物咬伤后可能会致命。

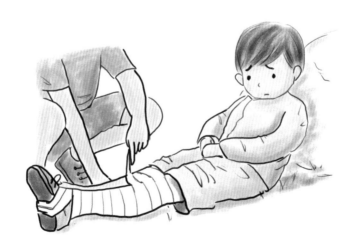

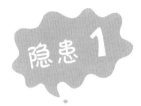

隐患1 蛇咬伤

　　蛇是一种攻击性很强的动物，特别是毒蛇，一旦被咬伤以后，伤者都会出现各种中毒的现象，甚至会威胁生命，因此千万不可大意。蛇在我国约160多个品种，分布比较广，据不完全统计，常见的毒蛇就有近50种，大部分分布在长江以南或东南沿海地区。蛇咬伤多发生在夏秋季节，正是野外活动的大好时节，这对于参加野外活动的人来说，不是个好消息。所以，出发前应该了解一些相关知识，将危险降低到最小。

　　不同类型的毒蛇，其毒液作用于人体的系统是不同的。比如神经毒可使呼吸麻痹；血循毒使血液凝固、溶血、心脏骤停。被这些毒蛇咬伤后所表现出的症状也不同。

　　神经毒：如被金环蛇、银环蛇咬伤后局部仅有麻样感，1～3小时后才出现眼睑下垂、视力模糊、声音嘶哑，流口水、说话及吞咽困难，牙关紧闭、共济失调等全身中毒症状。严重者肢体逐渐瘫痪，出现昏迷、休克、呼吸麻痹。1～2天的危险期结束后，神经系统症状可消失。

　　血循毒：如被蝰蛇、竹叶青蛇咬伤后，局部会出现剧痛、肿胀伴有出血、水疱和坏死。咬伤部位附近的淋巴结肿痛，畏寒发热、恶心呕吐、烦躁不安、便血、尿血、少尿或无尿，血压下降。全身皮肤出现瘀斑或黄疸。严重者出现脑、肺部出血，循环衰竭、肾衰竭，导致死亡。

混合毒的眼镜蛇、眼镜王蛇、蝮蛇咬伤后临床症状有侧重点，眼镜蛇偏重于神经毒，蝮蛇则偏重于血循毒。海蛇则是肌肉毒，咬伤后 2 小时内全身肌肉酸疼无力，可迅速出现肾衰竭、心脏骤停。病愈后，肌肉恢复需几个月。

**事件回顾**

6 岁的小女孩跟随爸爸去野外挖野菜，突然孩子大声呼叫"爸爸！爸爸！腿疼死了"，爸爸闻讯赶来，发现女儿左脚踝上方 3cm 处有两个出血点。爸爸猜是不是被蛇咬了，但当地没听说过有蛇出没呀，就以为是带刺的草扎了孩子。孩子的腿疼越来越重，皮肤逐渐发黑，出现大大的水疱，这才意识到是被毒蛇咬伤了。可惜身处小县城，医院里并没有抗蛇毒血清，必须到省城治疗。

 **遭遇这种意外妈妈第一时间怎么办？**

被蛇咬后，首要的问题是要立即分辨出是毒蛇还是无毒蛇？一般来说，是通过留在皮肤上的牙痕来判断的。无毒蛇咬伤后，皮肤留下排列成八字细小的牙印；毒蛇咬伤后则仅留有两个针尖大的牙痕，但有些毒蛇会连续咬伤人，此时皮肤上留下的压痕不仅限于两个。没有经验的人，很难立即分辨是被毒蛇咬伤还是无毒蛇咬伤。因此，只要被蛇咬伤，一律按毒蛇咬伤处理比较安全。

1. 一旦被蛇咬伤，现场处理要争分夺秒！

2. 避免喝酒及含咖啡因的饮料（咖啡、可乐等），这些都会加速毒液扩散、吸收，以免增加心跳，加速血液循环，致使毒液传播的更快。

3. 血循毒的毒液中有抗凝血因子，无法止血故不处理伤口，应避免伤口位置高于心脏。

4. 解毒药应用：季德胜蛇药，轻者 5 片，3 次 / 日，重者 10 片，4～6 小时 / 次，或用清水将药调和成糊涂在伤口周围直径 2cm 处，外用，以利于毒液从伤口排出。新鲜的半边莲 30～60g，水煎服或捣烂涂在伤口周围直径 2cm 处，外用。

5. 在蛇咬伤伤口上用绷带缠绕，注意缠绕的方向为由远心端向近心端，包扎整个被咬肢体，松紧合适（能塞进纸片或放入一个手指）为宜。通过降低淋巴回流速度，从而降低蛇毒扩散速度。并用另外的绷带将咬伤的肢体固定在未咬伤的肢体上，记录被咬时间。

6. 注意观察有否出现休克。

7. 呼叫 120，尽快医生介入。

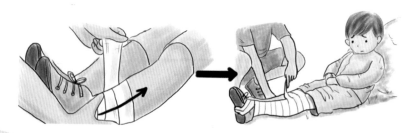

8. 有能力的最好将蛇打死，一同送往医院。采取抗蛇毒血清治疗及注射破伤风抗毒素。

 **此时妈妈不应该做什么？**

1. 使用止血带，这样只能使局部压力越来越大，当5～10分钟松解止血带时，加大了毒液回流入心的速度，因此应禁止。

2. 切开伤口，以免扩大伤口。

3. 吸吮伤口，希望将毒液吸出来，这是非常危险的。本身吸出来的毒液非常有限，微不足道，毫无作用。这样做反而会造成周围组织损伤，加重病情的发展。

4. 挤压伤口，起不到好作用，还会造成周围组织损伤。

**怎样预防此类事件发生？**

1. 毒蛇咬伤严重威胁着患者的生命，野外活动的参与者进入毒蛇分布区时，要注意个人防护，最好选择长裤、高筒靴。穿"五紧服"即扎好双袖口、双裤脚口和扎紧领口，带帽子防止竹叶青蛇从树上掉下来咬伤人。

2. 进入毒蛇分布区时，用竹竿或树棍敲打来开路，不失为打草惊蛇的好手段。夜间在草丛、灌木丛或山林中行走，应利用照明工具预防被蛇咬伤。

3. 蛇常栖息在草堆、石缝、枯木、竹林、阴湿处、溪畔等处，经过时要小心。教育孩子不要在林中或浓密的杂草中翻动石块、抓蛇或逗蛇玩，这些都是非常危险的！

4. 野外露营时也不要选择上述地方，尽量选择干燥空旷的地方，避开浓密的杂草堆，可在夜间燃起篝火比较安全。

5. 在通过毒蛇出没的水域时，要利用棍棒等物开路，防止被水中的毒蛇咬伤。

6. 最好不带孩子去有蛇的区域玩耍。

马奶奶叮嘱

蛇咬伤、太危险，正确处理是关键。
少去毒蛇分布区，避免咬伤保安全。

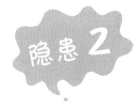

# 隐患 2  狗咬伤

现在很多家庭都养宠物，宠物给家庭带来欢乐，特别是狗狗对人忠诚还能成为孩子的玩伴。正因如此，被狗咬伤、抓伤或者通过跟狗狗亲吻，患上狂犬病的人越来越多。

狂犬病是由狂犬病毒引起的一种人兽共患急性传染病。发作时病人烦躁不安、惊恐、抽风、恐水，死亡率近乎 100%，不得不引起妈妈们的注意。

狂犬病潜伏期差异很大，一般为 4 周～2 个月，一些人甚至可达 1 年或十余年。潜伏期与受伤时的病毒量、咬伤部位有密切的关系。比如伤口在头面部、颈部等距离脑部近的位置，潜伏期非常短。

狂犬病并非仅仅是带病毒的犬咬伤人后造成人的发病，猫、牛、狼、狐狸等野兽只要带病毒，都可以传染给人。被疑似狂犬病宿主动物抓伤、咬伤、舔舐皮肤或黏膜破损处，即使是再小的伤口，狂犬病毒也可以通过唾液传播给人，使人患上狂犬病，同时可感染破伤风。

狂犬病发作典型的临床症状依次为前驱期、兴奋期和麻痹期。

1. **前驱期** 症状主要表现为低热、食欲不振、头疼、恶心、无精神、类似感冒症状。然后逐渐出现惊恐不安，对声音、光亮、风、痛非常敏感。约 80% 的伤者伤口及周围皮肤有麻、痒、蚂蚁行走感。此症可持续 2～4 天。

2. **兴奋期** 极度恐水（甚至不能听水这个字）怕风、呼吸困难、排尿排便困难，出汗流涎。部分人出现冲撞嚎叫。此期为 1～3 天，一些人在发作中因呼吸衰竭、循环衰竭死亡。

3. **麻痹期** 肢体软瘫、口不能闭、斜视等，迅速死亡。整个病程 6～10 天。

1. 3岁的孙子在自家门前被一只流浪狗咬伤左腿，爷爷见状连忙用热水冲洗孙子腿上的伤口，然后用嘴吸伤口处，一连吸出了七八口血，随后爷爷带孙子到医院注射了狂犬疫苗。但爷爷自己并没有注射疫苗，他觉得注射狂犬疫苗要花不少钱，还要忌吃一些东西，而且自己也并没有被狗咬到，只是吸出血也吐了出去，所以觉得没事。没想到，一个月后爷爷感觉身体不适去医院就诊，被确诊为狂犬病，发病几个小时后老人不治身亡。

2. 几个月前，奶奶收养了一只从外面跑来的流浪狗，6岁的双胞胎姐妹俩每天跟这条狗玩儿。这天，这条狗突然躁动，把姐姐的手抓伤，妹妹的手也被狗咬伤了。奶奶见妹妹的手伤得比较严重，便带妹妹去医院打了狂犬疫苗。而姐姐的手只是划伤，并没有出血，就用土方法拿淘米水清洗了一下，但没想到却酿成大错。几天后，姐姐感到全身无力，奶奶以为是感冒了，也没在意。直到姐姐呼吸困难了，才到医院诊治，诊断为狂犬病，不治身亡。

**遭遇这种意外妈妈第一时间怎么办？**

1. 被狗咬后早期伤口处理非常重要！掰开伤口立即用清水或 20% 肥皂水彻底、持续清洗伤口至少 15 分钟，不断擦拭，减少毒素吸收。

2. 伤口较深的，要用管子插入深处用碘酒、酒精和肥皂水做持续灌注清洗。

3. 不要包扎伤口，伤口开放的状态下，快速送医院。

4. 注射狂犬疫苗及破伤风抗毒素。

 **此时妈妈不应该做什么？**

1. 对咬伤后果估计不足，没有对创面进行处理。

2. 采用民间传说用洗米水清洗创面，毫无作用，耽误治疗。

3. 直接用嘴吸吮伤口，自己易被感染。

4. 包扎伤口。

**怎样预防此类事件发生**

1. 及时给家犬进行预防性注射，几乎可避免家犬发病。

2. 儿童被咬后及时注射狂犬疫苗，如同时患有其他疾病，并不成为接种疫苗的禁忌证。

3. 注射疫苗期间，尽量避免使用皮质醇类激素、免疫抑制剂和抗疟疾药。

4. 如果要收留流浪狗，必须给流浪狗打疫苗，包括猫、鼠之类的动物，至少观察 15 天，确认它们没有疾病才能饲养。在狗来历不明的情况下，禁止直接带回家饲养。

5. 为预防孩子被狗咬伤，妈妈应教育孩子不要单独和狗狗相处，或让狗和宝宝一起睡觉、亲吻。不让孩子去摸路边无人看管的狗、猫等，或者逗狗玩。

7. 农村的小孩在大便时，避免狗狗添肛门处，防止感染。

8. 身上有破口时，如刚拔牙、嘴唇破裂、鼻出血等，参加户外活动时，尽量避免去蝙蝠洞，以免吸入含有狂犬病毒的气雾胶导致感染。

**马奶奶叮嘱**

小猫小狗我喜欢，抓伤咬伤有危险。

狂犬病、会感染；潜伏数天或数年。

一旦发病无药治，怕水怕光喉痉挛。

病程也就六七天，很少有人把生还。

---

**咬伤自救**

猫狗舔咬快冲洗，自来水、有压力。

碘酒酒精肥皂水，扒开伤口冲彻底；

伤口敞开不封闭，注射疫苗争时机。

养狗养猫做防疫，避免伤人伤自己。

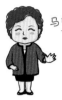

马奶奶叮嘱

建议

宠物接触有距离，避免病毒传染你。

一旦狂犬病发作，生还可能剩无几。

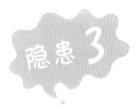

# 隐患 **3** 蜂类蜇伤

蜂类有蜜蜂、马蜂（亦称黄蜂、胡蜂）。每年都有多起被蜂类蜇伤甚至死亡的事件报道。

蜂原本是不会主动攻击人类的，只有招惹蜂巢，蜂被激怒，成百上千的蜂倾巢出动，追杀人类。到有蜂巢的地方进行户外活动，特别是带孩子出游，可一定要注意哟！

蜜蜂蜇人为自杀性攻击，其毒刺会留在人体中，蜇人后即死亡。但其蜂毒具有明显的亲神经性和溶血作用。极低浓度的蜂毒 (1/10000)，就能产生溶血作用。被蜜蜂蜇伤后，局部皮肤很快出现红肿、中心有瘀点甚至起水疱或坏死，一般几小时后自愈。对蜂毒过敏者很快出现发热、头疼、恶心、呕吐、腹泻、口唇及眼睑水肿、肌肉痉挛、昏迷、肺水肿、呼吸心脏停止，可在数小时至数天死亡。

马蜂体大身长，毒刺上无毒腺盖，蜇人后，将毒刺缩回，可反复蜇人。马蜂的毒液呈碱性，毒液有致溶血、出血和神经毒作用，能损害心肌、肾小管和肾小球。不仅可以造成局部症状，还可引起溶血、出血和过敏反应，导致全身中毒。个别人对蜂毒过敏，发生荨麻疹、严重者可出现喉头水肿、休克死亡。

**事件回顾**

1. 笔者在临床接诊过一名 6 岁的男孩，这天他跟在一群大孩子后面玩耍，大孩子们捅了马蜂窝后逃跑了。男孩吓坏了，站在原地只知道哭，不知所措，结果被一群马蜂蜇伤。送到医院急救时发现，孩子身上密密麻麻的大约有 500 多个被蜂蜇后的小眼。全身红肿面目全非，眼睛肿成一条缝，连家人都认不出来是自己的孩子。虽经医生全力抢救，终因过敏性休克、喉头水肿窒息，抢救无效，4 小时后死亡。

2. 4 岁女孩采花时，脸被蜜蜂蜇伤。当时被蜇伤部分有些痒痛，妈妈没有在意，很快全身出现一片又一片的痒疹，痒痛加剧，并且伤口周围出现皮下瘀斑。妈妈慌了，马上送到医院，经过治疗后，孩子转危为安。

**遭遇被马蜂蜇伤的这种意外妈妈第一时间怎么办?**

1. 被马蜂蜇伤,可用食醋或鲜马齿苋洗净,挤汁涂抹。

2. 如果被多个马蜂蜇伤,或者过敏者,伤情严重要毫不犹豫送医院。

 **此时妈妈不应该做什么?**

对马蜂蜇伤的后果认识不足,不知道有的人会因此过敏导致窒息,而忽略早期去医院治疗,很可能延误治疗致严重后果。

 **遭遇被蜜蜂蜇伤的这种意外妈妈第一时间怎么办?**

1. 被蜜蜂蜇伤后,妈妈不要紧张,保持镇静。

2. 用身份证或较硬的小纸片按照顺向方向将螫刺刮出,或用消毒的针向下按压挑出。

3. 因其毒液呈酸性,可用肥皂水、3% 氨水,涂敷患处减轻症状。

4. 紫花地丁、半边莲、七叶一枝花、鲜蒲公英捣烂外用,或用南通蛇药(季德胜蛇药)涂在伤口周围,外用。

5. 对多个蜜蜂蜇伤或对蜂毒过敏者应及时去医院诊治。

## ✗ 此时妈妈不应该做什么?

直接拔出毒刺会将毒刺中的残留毒液被挤进体内，造成再次中毒。而应该用卡片顺向将毒刺拨出体外，这样可以避免更多的毒液再次进入身体。

## 怎样预防此类事件发生

1. 去有蜂类活动的场所活动时，最好穿"五紧服"，即扎紧两袖口、领口和两裤脚。戴手套、随手拿一件衣服，目的是为了防止一旦惊动了野蜂群被追叮时，可以马上将手中的衣服护住头颈部趴在地上一动不动，减少或杜绝被蜂群蜇伤的机会!

2. 不捅马蜂窝。

马奶奶叮嘱

蜂类种类多，小心被蜂蜇。

一旦娃被蜇，快把蜂刺拨。

马蜂毒性大，最易把命夺。

尽快去医院，别把时间拖。

穿上"五紧服"，不捅马蜂窝。

遭遇马蜂追，趴下衣服遮。

马蜂无目标，飞走咱逃脱。

出门做准备，小心无大错。

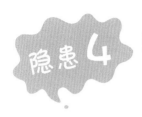

# 蚂蟥咬伤

隐患4

蚂蟥即为大家所知的蛭，全国均有分布。蚂蟥在全世界有 500 多种类型，我国也有 100 种类型。主要有三种类型，即旱蚂蟥、水蚂蟥和寄生蚂蟥。寄生蚂蟥少见，故在文中不介绍。无论哪种类型的蚂蟥，都是以吸食人和动物的血为生的。

旱蚂蟥生长在腐败的枯木烂叶和潮湿隐蔽的地方，水蚂蟥则潜伏在水草丛中。蚂蟥对人或动物身体发出的辐射热、气味和呼出的气体非常敏感，1.5 米处便可感知。此时，蚂蟥会立即抬起上半部，待猎物接近时，迅速将吸盘钻入人体或动物体中。

蚂蟥不仅可以钻进皮肤，还可以钻进黏膜、呼吸道、肛门、阴道、尿道等处吸血。它头部的吸盘有麻醉作用，附着在皮肤上，人们不容易察觉，这就是为什么人们发现自己被咬了，竟然不是一个蚂蟥而是几个蚂蟥。蚂蟥吸血量非常大，相当于其体重的 2～10 倍，很难自动放弃，除非已经吸足血才会自动离开。由于它边吸血边分泌抗凝物质，阻碍血液凝固，所以被咬伤的部位流血不止。常会造成感染、发炎和溃烂，伤口难以愈合。

事件回顾

1. 暑假，爸爸带自己6的岁儿子爬山。南方的山水很美，3个小时过后，他们越过小溪，拾级而上终于爬到山顶。坐下来歇息的时候，爸爸看到儿子的裤子上有血渗出来，扒开裤子一看，4条旱蚂蟥贴在孩子的腿上正在吸血，伤口不断流血。随即，送往医院进行了处理。

2. 有报道，一个男孩在爬山时口渴，随意取了水塘中的生水就喝了。之后两个月出现声音嘶哑、时常咯血，逐渐消瘦。开始，家里人以为是感冒，吃了感冒药并无好转。直到出现呼吸困难，才到医院检查。结果出乎人们预料，原来在孩子的气管里竟然有一个活的水蛭。经过医生、麻醉师全力配合进行了手术，把水蛭取出。医生说，这个孩子算幸运的，如果再晚些来看病，水蛭大量吸食孩子的血会导致孩子贫血。一旦水蛭长得太大，堵住了孩子的大气管，还会造成孩子窒息死亡。所以，医生嘱咐大家不要随意喝生水，以免造成危害。

**！遭遇这种意外妈妈第一时间怎么办？**

1. 用棉球蘸上食醋、酒精、高浓度的盐水放在蚂蟥的头部，或在蚂蟥吸附的周围用手拍打，使其自动脱离。

2. 对钻入鼻腔内、上呼吸道、尿道等处的蚂蟥，需在局麻下，由医生小心取出。

3. 对流血不止的伤口，进行加压包扎。

4. 送孩子去医院对症处理。

 此时妈妈不应该做什么？

1. 用力牵拉蚂蟥，这样容易使蚂蟥的吸盘断在皮内，造成不易愈合的溃疡。

2. 用火烧，同样也会将吸盘留在皮内，造成不易愈合。

怎样预防此类事件发生

1. 蚂蟥常在脚踝处咬伤人体，在经过蚂蟥出没的地区之前，脚踝部位裹住保鲜膜，可以有效地预防蚂蟥咬伤。同样，在裸露的肢体上缠绕保鲜膜，也是一种保护。

2. 不喝未经消毒、滤过、处理过的生水。

马奶奶叮嘱

出游玩耍要注意，避开蚂蟥隐藏地。

蚂蟥吸血难放弃，必须正确来处理。

拔出烫死不可取，吸盘留在皮肤里。

长期溃疡难愈合，后患无穷伤身体。

保鲜膜，裹肢体，隔绝蚂蟥好主意。

饮用水，要消毒，蚂蟥伤人可规避。

# 隐患 5　小虫飞进耳朵里

随着天气转热，昆虫的活动也多了。一些人在郊外露宿或者晚上乘凉，各种小虫子（如苍蝇、蚊虫等）钻进孩子耳朵里的事件也开始多起来。

**事件回顾**

　　6岁的强强随爸爸上山玩耍，回家后觉得耳朵里面嗡嗡嗡地响，耳朵里面很疼。随去医院，医生检查发现，在他的耳朵里竟然有一只正在织网的蜘蛛！怕惊动蜘蛛导致鼓膜损伤，医生用麻药点在耳道里，待蜘蛛被麻醉后，用镊子将其夹出。

 **遭遇这种意外妈妈第一时间怎么办？**

　　1. 小虫爬进耳朵里，最好用手电筒向外耳道内照射将其引出。

　　2. 在耳道内滴一些香油，将小虫淹死，然后再取出。

　　3. 自行取出比较难，还可能造成耳道、耳鼓膜的损伤，应去医院耳鼻喉科由专业的医生取出。

**此时妈妈不应该做什么？**

掏耳朵，很可能将小虫逼向耳道深处，更难取出。

**怎样预防此类事件发生**

1. 出游、纳凉时要小心，特别是蚊虫较多的地方，最好带上防蚊帽，避免小虫飞进耳道里。

2. 露营时，最好罩上蚊帐，有效避免飞虫叮咬即飞进耳道里。

马奶奶叮嘱

小虫飞进耳朵中，嗡嗡嗡、直扑腾。

噪音不安耳朵疼，用力掏挖致炎症。

赶快找来手电筒，灯光引虫爬出洞。

滴耳油、有奇功，闷死小虫夹出洞。

尽管野外活动中可能会遭遇动物或昆虫咬伤的意外，但是，只要出发前做好准备工作，可以避免一些咬伤机会。在户外无论遭遇到任何动物和昆虫，一定要冷静。

大自然是美好的，探索它的奥秘的过程是艰苦的。当达到目的地时，那种满足、胜利的心情是振奋人心的。已经加入到或正在准备加入到这个行列中的妈妈们，做好准备出发吧！

**小测验** 出行防咬伤

妈妈跟孩子一起做吧！

1. 蛇咬伤后怎么处理是正确的？

A. 伤员不动

B. 不喝水和饮料

C. 从伤口处向心脏方向包扎，松紧度以能塞进一个手指为宜

D. 记住蛇的形状，告诉医生帮助选择抗毒血清

2. 蛇咬伤后怎么处理是不正确的？

A. 切开　　　B. 吸吮　　　C. 绑止血带

3. 到有蛇出没的地方旅游你要做什么准备？

4. 犬可能传播什么病？死亡率是多少？

5. 还有哪些动物可以传播狂犬病？

6. 怎样避免得狂犬病？

A. 给宠物打疫苗　　　　B. 不跟宠物接吻

C. 不让宠物舔屁股　　　D. 被咬后去注射狂犬病疫苗

7. 怎样避免马蜂蜇伤？

8. 被蜜蜂蜇伤后怎样取出毒刺是正确的？

A. 用身份证顺向刮出来

B. 用身份证逆向刮出来

9. 把蚂蟥从身体上取下来哪项是错的？

A. 用棉球蘸上食醋、酒精、饱和的盐水放在蚂蟥的头部，或在蚂蟥吸附的周围用手拍打，使其自动脱离。

B. 对钻入鼻腔内、上呼吸道、尿道等处的蚂蟥，需在局麻下，由医生小心取出

C. 用火烤、用力拉

10. 怎样预防蚂蟥咬伤？

11. 小虫飞进耳朵里怎样做是正确的？

　　A. 手电筒用光引出来

　　B. 滴耳油淹死后再轻轻取出

　　C. 挖耳勺直接挖出来

12. 怎样预防小虫钻进耳朵里？

　　A. 出游戴上防蚊帽　　　B. 露营时罩上蚊帐

## 答案：

1. A、B、C、D　　　2. A、B、C

3. ①穿五紧服：（两个袖口、两个裤脚和一个领口扎紧）

　　②不在石头下面、枯树下面去找蛇玩

4. 狂犬病。死亡率100%　　　5. 猫、牛、蝙蝠、猪、狼

6. A、B、C、D

7. ①不捅马蜂窝

　　②一旦被马蜂追赶，立即趴下用衣服遮盖头部和身体暴露的部分

8. A　　　9. C

10. ①不喝山里、小溪里的生水

　　②在腿、手暴露的肢体上贴上保鲜膜

11. A、B　　　12. A、B